JOH. FRIEDR. LOBSTEIN

PROFESSOR DER INNERN KLINIK UND PATHOLOGISCHEN ANATOMIE

DER GRÜNDER DES ANAT. PATHOL. MUSEUMS

zu

STRASSBURG.

SEIN LEBEN UND WIRKEN.

EIN BEITRAG

zur

SÄCULAR-FEIER SEINER GEBURT

von

Dr. med. Ed. LOBSTEIN, Mr. D. F. D. H.

IN HEIDELBERG.

STRASSBURG

KARL J. TRÜBNER

1878.

DER

MEDICINISCHEN FACULTÄT

DER

KAISER WILHELMS UNIVERSITÄT

STRASSBURG

GEWIDMET.

VORWORT.

Die Geschichte folgender Blätter ist ebenso natürlich, als kurz. In das Jahr 1877 fiel Lobstein's hundertster Geburtstag. Es leben, abgesehen von seiner Familie, noch Manche seiner Freunde und ehemaligen Schüler, denen die kurze Schilderung seines Lebens eine willkommene Erinnerungs-Gabe sein mochte. Ihnen gedachte ich zu diesem Tage eine biographische Skizze des Jubilars zu bieten.

Da ward mir von befreundeter Hand die Mittheilung, dass die Medizinische Fakultät der Universität Strassburg beschlossen habe, gelegentlich der, mit Beginn des Winter-Semesters stattfindenden, Eröffnung ihres Neubau's für die anatomische und pathologische Anstalt : für das Museum der Letzteren die Marmorbüste seines Gründers von Künstlerhand anfertigen, und zur Inauguration der neuen Aera anatomisch-pathologischer Forschung als Ehrendenkmal dort aufstellen zu lassen.

Gegenüber diesem Akte eben so tiefer Pietät, als hoher Auszeichnung, der mit Lobstein's Verdienst und Namen zugleich auch dessen Züge verewigen wird, musste die Vertagung und Umarbeitung jener Skizze mir zur ernsteren Aufgabe, ja! zur höheren Pflicht werden.

So entstand vorliegende Schrift, deren Zweck somit ein doppelter ist: Gedenkblatt zu werden für des Jubilar's Freunde, und seinem Marmorbilde als Commentar zu dienen. Wenigstens bin ich mir bewusst, für Beide mit gleicher Wärme thätig, und namentlich bemüht gewesen zu sein, dieser Biographie auch den entsprechenden wissenschaftlichen Gehalt zu geben, damit sie, dem Geiste jener Stiftung gemäss, ihre Aufgabe desto würdiger erfülle.

In wiefern dies mir gelungen, mögen vor Allen die Männer der Wissenschaft entscheiden, denen ich diese Arbeit unterbreite.

Was die Anordnung derselben betrifft, so habe ich, unter Beobachtung eines streng chronologischen Ganges, zunächst ein klares, abgerundetes Lebensbild zu entwerfen gesucht und darum alle nöthigen Beigaben in den Bereich der Noten verwiesen, dann aber, um den biographischen Faden weder durch Erzählungen vorwiegend privaten Charakters, noch durch längere Excursionen gelehrter Natur allzu oft unterbrechen oder gar verlieren zu lassen, das Privatleben des Jubilars gesondert betrachtet, und, zur Kenntniss und Beurtheilung seines Wirkens, Lobstein's bedeutendere Werke in einer Reihe von Beilagen auszugsweise behandelt, dabei jedoch auf rein objective Relation mich beschränkt und von aller Kritik aus nahe liegenden Gründen fern gehalten.

Auf diese Weise hoffe ich dem Interesse des Fachmanns nicht minder, als jenem des Laien gerecht gewesen zu sein.

Schliesslich will ich nicht unterlassen, für manche, zu dieser Schilderung mir gewordenen Aufschlüsse und Bemerkungen an dieser Stelle meinen aufrichtigen Dank niederzulegen. Er gehört in erster Reihe meinem väterlichen Freunde, Hrn. Professor C. H. Ehrmann, dessen Verdienste um Lobstein's Andenken und Schöpfung ich überdies in Beilage XII besonders hervorheben zu müssen glaubte.

Heidelberg, 20. November 1877.

Der Verfasser.

INHALTS-ÜBERSICHT.

Das **Museum der Pathologischen Anatomie zu Strassburg** beging am 8. Mai dieses Jahres den 100jährigen Geburtstag seines Gründers, Joh. Fried. Lobstein's, dessen Wirken als Lehrer, Arzt und Schrifsteller nicht vorübergehend, noch auf die medizinische Schule seiner Heimath beschränkt blieb, sondern dem Weltgebiete der Wissenschaft angehörte, und von dieser in verdienter Weise gewiss dauernd gewürdigt wird.

Darum meinten wir, diese Gelegenheit ergreifen zu sollen, um das Andenken an ihn zu erneuern, seiner Verdienste uns zu erinnern, und der heutigen Generation, der medizinischen Jugend voran, durch kurze Schilderung seines Lebens ein Muster rastlosen Strebens und gründlichen Forschens aus der Vergangenheit zurück zu führen. Dies die Aufgabe und der Zweck folgender Blätter, die sich zugleich zum Ehrenkranze um das Haupt des Jubilarbildes, wenn auch nachträglich, verbinden mögen. Ist es doch, unseres Wissens, die erste Säcularfeier, welche die Universität Strassburg seit ihrer deutschen Wiedergeburt und unter so glänzenden Auspicien noch mit um so grösserem Stolze begehen mochte, als dies Denkfest einem ihrer besten Bürger, und einem Manne galt, der von Geburt, Charakter und Gemüth ‚deutsch' war.

Zwar kennt wahre ‚Wissenschaft' keine Grenzen, so wenig nationale und politische, als zeitliche; ihre Priester sollen daher nicht nach Landesfarben, Grenzpfählen und Sprache sortirt, sondern wann und wo immer sie wirken und gewirkt haben, von der dankbaren Mit- und Nachwelt gesegnet werden. Nur in der Auffassung und Methode der Forschung, in der Wahl der Mittel und Wege zum Wissen, und in dem Mass von Zeit- und Kraftaufwand anerkennen wir gewisse typische Unterschiede und nationale Eigenthümlichkeiten; und hier sind es bekanntlich: Ernst, Gründlichkeit und Ausdauer, die vor Anderen ‚deutsche' Kraft charakterisiren, und deren unveräusserliches Erbtheil bilden.

Zu Giessen, im Hessenland, wohin sein Vater, Joh. Mich. Lobstein, bis dahin Privatdocent und deutscher wie französischer Prediger in Strassburg, im Jahre 1775 als Professor der Theologie berufen worden war, und dort zugleich als Consistorial-Assessor, geistlicher Definitor und Vesperprediger wirkte, wurde Johann Georg Friedrich Christian Martin Lobstein am 8. Mai 1777 geboren.

Seine Familie, deren Stammbaum sich weit in die deutsche reichsstädtische Zeit zurück verfolgen lässt, stammt ursprünglich aus dem früheren strassburgischen ‚Hohen Stiftsorte‘ Lampertheim, das 1781 mit seinem Kapitelssitze, Strassburg, unter französische Oberherrschaft gekommen war, und hatte der medizinischen Schule dieser Stadt in der Person von Lobstein's Oheim, des 1784 verstorbenen Professors der Anatomie und Chirurgie, Joh. Fried. Lobstein, bereits vordem eine ihrer schönsten Zierden geliefert. Letzterer, den wir zur Unterscheidung ‚Senior‘ bezeichnen, war 1770 einer der strassburgischen Lehrer Gœthe's[1] und Jung-Stilling's, und hatte unter Anderen Herdern an Thränenfistel operirt.

Auch der Familie der Mutter müssen wir mit einigen Worten gedenken. Dieselbe hat, wie auf Leben und Schicksal, so auch auf Geistesentwickelung und Geschmacksrichtung Lobstein's einen tiefen und dauernden Einfluss geübt.

Henriette Christiane Charlotte, geb. 1755 in Giessen, war die Tochter des dortigen ausserordentlichen Professors der Theologie und ersten Stadtpfarrers, Joh. Christian Dietz, bekannt als einziger Uebersetzer des römischen Geographen ‚Pomponius Mela‘, und eine Nichte von Dr. phil. Jac. Th. Franz Rambach, Conrector des Gymnasiums zu Frankfurt a/M., der auf dem Gebiet der Geschichte und Archäologie mit seinem

[1] Gœthe, Sämmtl. Werke. Stuttgart und Tübingen, 1851. ‚Wahrheit und Dichtung‘, B. 17, p. 326 und 365.

Schwager Dietz wetteiferte, und Christianens Grossvater, Joh. Jac. Rambach, Prof der Theol. in Halle und Giessen, hierin noch übertroffen hat.

Dieser Grossonkel hatte den kleinen wissbegierigen Knaben besonders in's Herz geschlossen und sich mit Vorliebe, so oft er zum Besuch nach Giessen kam, mit demselben beschäftigt. Von ihm erhielt der 7jährige Neffe die erste ‚Universalhistorie für Kinder', die er stets wie ein theures Elternbuch aufbewahrte wegen der Verse, die ‚Onkel Rambach' ihm zur Widmung beigefügt hatte, und die wir, nicht ohne guten Grund, in unserer Schilderung erwähnen wollen[2].

Fügen wir hiezu die Thatsache, dass die Mutter, von ebenso verständiger und ruhiger Natur, wie eine für jene Zeit ungewöhnlich gebildete Frau, als erste Lehrmeisterin ihrer 5 Söhne gerade bei dem Aeltesten das Vollgewicht strengster Erziehungsmethode mit noch jugendlicher Energie walten liess, so begreifen wir einerseits den tiefen Ernst und die fast peinliche

2 ‚Sieh', theurer Fritz, die grosse Welt
‚In ein so kleines Buch gestellt!
‚Was in beinah' sechstausend Jahren
‚Man von der Menschen Thun erfahren,
‚Was in West-Süd-Ost-Nord geschah
‚Und man in jedem Welttheil' sah,
‚Ist hier sorgfältig ausgewählet,
‚Und dir zum Besten kurz erzählet;
‚Doch wisse, dass von jedem Blatt
‚Man einen Folianten hat.
‚Dies Büchlein will ich dir, mein Engelskind, verehren,
‚Und dich die Grosse Welt im Kleinen kennen lehren.'
Dein treuer Oncle J. Th. Fr. Rambach, Mgstr. 1784.

Gründlichkeit, die des späteren Gelehrten Leben und Streben kennzeichnen, und dessen hohe Verehrung, ja! Ehrfurcht für diese Mutter, von der er sich gleichwohl keines einzigen Kusses erinnern konnte; sowie anderseits seine grosse Neigung für Geschichte, alt-classische Literatur und Alterthumskunde, die ihm so frühzeitig eingepflanzt waren und durch's ganze Leben treu blieben; wir begreifen endlich, da die ersten Eindrücke die tiefsten zu sein pflegen, dass diese mütterliche Zucht und Strenge auch dem Wesen und Benehmen des Kindes einen dauernden Stempel aufprägen mussten, der sich bei Lobstein zu allen Zeiten durch eine, an Schüchternheit streifende, Bescheidenheit bemerklich machte.

So kam er, in den Elementarfächern, der biblischen Geschichte und Religion von der Mutter mit der Reinheit ihrer Sprache gehörig ausgestattet, im Alter von sieben Jahren in die Studirstube des Vaters.

Dieser, in seinem Fache ebenso gelehrte, als durch wiederholte Reisen in Frankreich, Deutschland, Oesterreich, Ungarn und der Schweiz auch weltkundige, ästhetisch-gebildete Mann, ein Schüler Schœpflin's (1694-1771), dem er eine Gedächtnissrede[3] gewidmet, begann nun mit seinem ‚Fritz' im Lateinischen, Griechischen und in der Mathematik einen regelmässigen Unterricht, den er trotz vieler Berufsgeschäfte und schwächlicher Gesundheit doch mit solcher Energie

[3] ‚Éloge funèbre de Jean Daniel Schœpflin', in-8, Frankfurt 1775; auch deutsch: ‚Ehren-Gedächtniss J. D. Sch.', 8, Giessen 1776.

und Consequenz, aber auch mit so lohnendem Erfolge durchführte, dass sein Zögling schon nach fünf Jahren aus der Privatstunde des Vaters direct in die Hörsäle der Academie eintreten konnte, ein Meisterstück, in der That, elterlicher Pädagogik und Instruction.

Dieser vollen Hingabe und, im Gegensatze zur Mutter bisweilen auch in Liebkosung sich äussernden, Liebe seines Vaters und ersten Lehrers, blieb der empfängliche Sohn sein Leben lang eingedenk. Und, wenn er, später selbst Lehrer, seine kostbarste Zeit, ja oft halbe Nächte in seiner Bibliothek an talentvolle, aber unbemittelte Jünger verschenkte, so that er's ohne Zweifel mit in dankbarer Erinnerung an den Theuersten seiner Lehrer, dessen Verdienst er nicht besser zu ehren glaubte, als indem er seinem Vorbilde nachstrebte.

Die aus jener Zeit noch vorhandenen Lehr- und Lernbücher des Knaben, seine Schriften, Hefte, Diarien und Zeichnungen — denn auch in dieser Kunst, wie später im Malen, in Musik und Tanz, bekam er als Jüngling Unterricht — tragen sämmtlich das Gepräge eines ordnungsliebenden Sinnes und grosser Gewissenhaftigkeit: Vorzüge, die bei vorhandener guter Anlage durch Separatunterricht nur gefördert werden, obgleich dieser und die isolirte Erziehung des Knaben anderseits auch wieder Schuld tragen, dass wir gerade aus dieser Lebensperiode Lobstein's nur Wenig zu erzählen wissen. Denn Schulerlebnisse, Examina, Atteste, Preisbücher gab es keine; ebenso wenig Spielgenossen, Mitschüler,

Freunde. Die Familie lebte, mit Rücksicht auf die Erziehung der Knaben und die Gesundheit des Vaters, sehr still und zurückgezogen. Darum fehlen uns auch selbstverständlich jedwede Erzählung und Notiz, wie sie sonst Seitens befreundeter Familien bisweilen überliefert werden. Auch die Tagbücher seiner Eltern sind uns verloren: sie sind mit den übrigen werthvollen Familienpapieren, ohne Zweifel, in der Schreckenszeit der französischen Revolution, die für die Familie Lobstein so verhängnissvoll ward, zu Grunde gegangen. Endlich hat er selbst aus seinen Knaben- und Jünglingsjahren keinerlei Aufzeichnung gemacht, weil, wie er sagte, ‚dieselben über das tägliche Einerlei der Arbeit nicht hinaus gingen.‘

Und so sind wir nur auf Schlüsse angewiesen, die uns vom gereiften Manne zurück zum Schüler zu ziehen erlaubt sind. Nach diesen war er gutartig, gesittet, fleissig. Von der Mutter hatte er Scharfsinn, logisches Denken, Religion und Gewandheit im deutschen Stil, vom Vater Humanität und den Weg gelernt zum Lorbeer, der ihn zur Gruft geleitet und sein Wirken besiegelt hat.

Als der Vater, der die Professur in Giessen gegen die ruhigere Stelle eines geistlichen Inspectors und Oberpfarrers im nahen Butzbach mittlerweile vertauscht hatte, bald darauf der Berufung als Pfarrer bei der ‚Neuen Kirche‘ in Strassburg aus Heimathliebe folgend im Frühjahr 1790 mit seiner Familie dahin übergesiedelt war, beeilte er sich seinen Sohn zur

Erlangung des Absolutoriums in's dortige Gymnasium aufnehmen zu lassen, und stellte ihn zu diesem Zweck dem Gymnasiarchen, Universitätsprofessor Jerem. Jacob Oberlin (1735-1806) vor.

Dieser, als Alterthumsforscher wie als Pädagoge weit über sein Vaterland hinaus hochgeschätzte, Mann unterzog den kaum 13jährigen Kandidaten, wie väterlich er ihn immer aufgenommen, doch mit gewohnter Gründlichkeit und rücksichtsloser Schärfe einer allseitigen Prüfung, deren Resultat jedoch so glänzend ausfiel, dass, wie bereits erwähnt, der junge Lobstein über das Gymnasium hinweg zur Universität reif befunden, und zwei Tage später dort, unter dem Rectorate von Prof. jur. J. H. Kugler, von Oberlin selbst als ‚civis academicus‘ inscribirt ward. Das betreffende Zeugniss dieses Gelehrten, für Vater und Sohn gleich ehrenvoll, datirt zufällig vom Geburtstage des Letzteren und besagt:

> In humanioribus studiis eos jam fecit progressus juvenis eximiæ indolis Joh. Georgius Fridericus Christianus Martinus Lobstein, Gissæ natus, ut cum fructu academicis lectionibus nostris assistere possit, quod instituto tentamine expertus lubens testor. Die VIII Maji MDCCXC [4].
>
> Jer. Jacobus Oberlin
> Log. et Metaph. P. P. o. et Gymnasiarcha.

[4] In Uebersetzung: ‚In den humanistischen Studien hat der junge Lobstein, gebürtig aus Giessen, bei vortrefflichen Anlagen bereits so grosse Fortschritte gemacht, dass er unseren academischen Vorlesungen mit Verständniss und Erfolg beiwohnen kann, was ich auf Grund angestellter Prüfung demselben mit Vergnügen hiermit bescheinige. D. 8. Mai 1790.‘

Wie werthvoll dies kleine Autogramm seinem Besitzer geworden, können wir aus dem Umstande schliessen, dass es ausser dem ärztlichen Diplôme das einzige Studienattest ist, das er der Aufbewahrung werth befunden hatte, weshalb auch wir ihm eine Stelle in diesen Blättern gewähren wollten.

Mit dem Sommersemester 1790 begann sein academisches Studium. Er hörte Logik und Metaphysik bei Oberlin, und folgte dessen archäologischen Vorträgen aus angeborener Vorliebe mit höchstem Interesse. Nicht minder fesselten ihn Professor Joh. Schweighæuser's (1742-1830) philologische Disputationen, sowie die lebendigen Schilderungen, womit dieser bekannte Herausgeber des Polybius und Herodot seine geschichtlichen Vorträge zu würzen pflegte. Sein Lehrer in der Naturgeschichte, später in der Botanik, Chemie und Arzneimittellehre, war der, von ihm so hochgeachtete, Professor Joh. Hermann (1738-1800), der Nachfolger Reinh. Spielmann's. Professor Lorenz's Rhetorik, und Herrenschneider's Physik und physikalischen Experimenten, namentlich letzteren, folgte er mit vieler Aufmerksamkeit und verweilte bei diesem Lehrer oft noch stundenlang in dessen Kabinet. Ueberhaupt bemerken wir, dass die Disciplinen, die sich auf Naturerkenntniss gründen, schon in dieser ersten Periode von dem angehenden Jünger vorwiegend cultivirt wurden, ob er gleich den anderen mit demselben Pflichteifer nachkam.

Dieser Eifer und rege Wissensdurst, die sich aus der einförmigen, stillen Zelle des Privatunterrichts mit Einem Male auf das freie Gebiet einer ‚Universitas litterarum‘ verpflanzt sahen, und durch das bisher unbekannte Gefühl des Ehrgeizes noch gestachelt wurden, erwarben dem jungen Manne sehr bald nicht nur das besondere Wohlwollen seiner Lehrer, sondern auch den Namen eines soliden, strebsamen und zu den schönsten Erwartungen berechtigenden Studenten.

Nach zweijährigem philosophischem Lehrkurse trat er in der ‚École spéciale de Médecine‘ sein Fachstudium an (numero studiosorum medicinæ adscriptus 1792). Für diese Wahl lagen die Motive sehr nahe. Namen und Verdienste des Oheims standen noch in zu frischem Andenken, um den talentirten Neffen nicht allenthalben, in gelehrten wie bürgerlichen Kreisen, mit einer gewissen Auszeichnung zu behandeln, und fast wie selbstverständlich als dessen Berufsnachfolger zu betrachten. Der Onkel selbst hatte als Pathe diese Wahl gewünscht, und auch der Vater unterstützte sie, indem er zugleich dessen medizinisch-chirurgischen Nachlass an sich brachte. So wandte sich denn, übrigens auch aus eigenem Antrieb, der philosophische Laureat der Medizin zu, in deren Bahnen ihm ein Vorbild leuchtete, das, ebenso nahe wie hoch, sein geistiger Führer[5] ward, und ihn zu jener Nacheiferung reizte,

[5] Diese ‚geistige‘ Natur der Führerschaft müssen wir betonen, damit Ch. H. Ehrmann's Worte: ‚bientôt le goût de la médecine lui

die fortan rastlos seine Studien beflügelte und ihn dem Muster bald gleich kommen liess. Konnte doch der gelehrte Dr. Blessig (1745-1816) schon nach Verlauf eines Decenniums der Dedication einer Broschüre: ‚au citoyen Lobstein' noch die Worte : ‚qui nous rend son oncle' beifügen.

Das erste Jahr widmete der junge Mediziner fast ausschliesslich dem Studium des Skelets und dessen Verbindungen (Osteologie und Syndesmologie) bei Prosector Clausing; nebenbei einem Repetitorium über Botanik und Zoologie bei Hermann. Im Folgenden begann er bei Thom. Lauth (1758-1826) Anatomie und Chirurgie, im Dritten auch Physiologie, sowie unter desselben Anatomen Leitung seine Secirübungen (‚ad secandas varias partes manum ipse admovere tentavi', sagt er in seinem academischen curriculum vitæ); ausserdem hörte er wiederholt Chemie und Materia medica, diesmal bei Spielmann jun. Die folgenden drei Semester verwendete er nur auf Anatomie und anatomische Präparate, und es zeigte sich schon damals, 1795, dass er auf diesem Gebiete dereinst seine meiste Thatkraft entwickeln werde.

Aber leider sollte diese volle Hingabe an sein Studium, das ihm bereits zur anderen Natur geworden, nur zu oft unterbrochen und schwer geschädigt werden

fut inspiré par son oncle' (in ‚Éloge histor. du prof. Lobstein', Strasbourg 1836, chez Levrault, p. 4) nicht missverstanden werden. Beim Tode dieses Onkels war Lobstein erst 7 Jahre alt und noch in Giessen.

durch den Ausbruch der Revolution, deren Wirren nicht nur in den regelmässigen Gang der Lectionen und Curse störend eingriffen und sogar bis in die Leichen-Säle drangen, sondern die ihn auch vom stillen Arbeitstische hinweg wiederholt zum militärischen Sanitätsdienste zwang, und des theuersten Hauptes beraubte. Letzteres Drama schildern wir in Kürze mit Lobstein's eigenen Worten.

‚Eines Abends — erzählt er — wir sassen noch bei Tische, und der Vater hatte eben den üblichen Segen gesprochen — da traten Eulogius Schneider's und Monet's, des berüchtigten Maire's, Schergen mit den Gewehren polternd in's Zimmer, und erklärten den Vater für ‚verhaftet im Namen des Gesetzes'; er habe ihnen alsbald in's katholische Seminar zu folgen, das in jener Zeit als Gefängniss diente, und die achtbarsten und tugendhaftesten Männer Strassburgs, wie Koch, Schweighæuser, Oberlin, Lorenz, Herrenschneider, Blessig, Reisseissen u. A., für längere oder kürzere Dauer der Reihe nach einschliessen sollte. Der Verhaftsbefehl, den sich mein Vater vorzeigen liess, war unterzeichnet vom sog. ‚Wachsamkeits-Ausschuss', der laut Gesetz vom 17. Sept. 1793, durch die Volksrepräsentanten Guyardin und Milhaud aus 12 Mitgliedern des Clubbs gebildet, und dessen Präsident eben jener Monet war.'

‚Unsere Bestürzung und Angst um den leidenden Vater sollten aber noch vermehrt werden durch den

Schrecken einer gleichzeitigen Hausdurchsuchung mit Confiscation nicht bloss von Familien-Urkunden, werthvollen Papieren und Briefen, sondern auch von Geld, Silberzeug und Kostbarkeiten.'

,Die Mutter jammerte, meine Brüder — der jüngste zählte 7 Jahre — schrieen und weinten, ich selbst war ausser mir über das Empörende der Behandlung, die uns widerfahren, und das Schicksal, das meinen armen Vater bedrohte. Nur er allein behielt Ruhe und Fassung; seine bleichen Züge verriethen auch jetzt Gottergebung und Milde. Er tröstete, umarmte, segnete uns Alle, und verliess mit den Gensdarmen seine Familie, um sie — nie wieder zu sehen.'

,Mit dem ersten Morgengrauen eilte ich zur Wohnung des Municipalbeamten Jung, einer Creatur Monet's, um die Ursache von Vaters Arretirung zu erfahren, und seine Freilassung gegen Caution, wozu uns die Mittel von theilnehmenden Freunden zur Verfügung gestellt waren, zu erwirken. Dieser Jung, nebenbei gesagt: unser früherer Schuster, liess mich vor sein Bett kommen, und gab mir in ebenso rauhem, wie hochmüthigem Tone den kurzen Bescheid: der Vater sei als ,personne suspecte' notirt, habe seine Vernehmung im Kerker abzuwarten, und dürfe bis dahin von Niemanden gesprochen werden. Die einzige Gnade, die ich auf meine Vorstellung, dass der Gefangene schon längere Zeit brustleidend und vor Allem kräftiger Kost bedürftig sei, von diesem mächtigen Herrn erlangen konnte, bestand endlich in der Erlaubniss, demselben täglich eine Suppe in's Seminar zu schicken. Dass diese vom Portier, der sie entgegen zu nehmen und weiter zu besorgen hatte, nicht umgerührt, d. h. nicht untersucht, wurde, war nach vielen Bitten und Versprechungen endlich gelungen, und nur auf diesem Wege, mittelst eines kleinen Achat-Döschens, konnte unser armer Vater bisweilen einige Trosteszeilen von seiner verwaisten Familie erhalten.'

,Dieser qualvolle Zustand, im Hintergrunde Deportation und Guillotine, dauerte, ohne dass mein Vater jemals verhört worden wäre, leider beinahe volle 9 Monate, und wir mussten das Geschick noch preisen, da ihn ein natürlicher Tod am 29. Juni 1794, nur 4 Wochen vor Robespierre's Sturz, von Leid und Kerker endlich sanft erlöste. Aber auch nicht einmal als Leiche durften wir ihn mehr sehen, noch zur letzten Ruhe geleiten. Auf einem Karren ward er mit noch zwei anderen Opfern hinausgebracht und in eine gemeinschaftliche Grube eingescharrt, so dass wir nicht einmal sein Grab wissen, und uns nur mit dem Bewusstsein beruhigen können, dass sein ganzes Verbrechen darin bestand, dass er Geistlicher, Gelehrter und Ehrenmann war.'

Dieser Erzählung, die wir gleichsam als autobiographische Episode aus Lobstein's Leben nicht umgehen mochten, fügen wir hinzu, dass dessen Mutter nach jener Katastrophe sich mit den jüngeren Kindern nach Lampertheim zurück zog, wo sie in ziemlich dürftigen Verhältnissen und theilweise von Handarbeit

(Feinstickerei für Tücher und Hauben der Bauernweiber) lebte, während Fritz als 17jähriges Familienhaupt in der Stadt verblieb, um ausser der Fortsetzung seiner Studien nebenher durch Privatunterricht noch einiges Geld zur Unterstützung seiner Familie zu verdienen, und der Militärpflicht Folge zu leisten.

In diese Zeit nemlich und zum Theil schon etwas früher fielen seine Verwendungen im Sanitätsdienst, und zwar die erste im October 1793, wenige Tage nach Gefangennahme seines Vaters, als ‚élève en chirurgie‘ bei den Ambulanzen der Rheinarmee und dem Margarethen-Hospitale in Strassburg, mit monatlichen 200 Franken Gehalt, ein Dienst, zu dem andere junge Mediziner sich sonst heran zu drängen pflegten, um zugleich in grösserer Sicherheit zu leben, von welchem jedoch Lobstein sich baldmöglichst zu befreien suchte, was ihm aus Rücksicht auf das Missgeschick seiner Familie auch gelang. Das Nämliche war der Fall bei der zweiten Einberufung 1796 als ‚officier de santé‘ zur Rhein- und Moselarmee, indem Oberwundarzt Percy ihn vorbehaltlich seiner Wiederverwendung bereits nach wenigen Tagen dispensirte. Endlich zum dritten Male rief ihn im August 1799 ein Dekret des Kriegsministers, Joh. Bernadotte (1764-1844), der bekanntlich später als Karl XIV. die Krone von Schweden und Norwegen auf seinem Haupte vereinigte, zur selben Armee als ‚officier de santé 3me classe et de chirurgie‘, welche Stelle er gleichfalls nur kurze Zeit bekleidete, und damit die Militärpflicht absolvirte.

Gestatten wir uns hier eine kurze Rast. Lobstein's erster Lebensabschnitt liegt erfüllt vor uns, und wenig hätte gefehlt, dass er blutig schloss.

Wir sahen den gutangelegten, wohlerzogenen Knaben, ob zwar auf das Trefflichste vorbereitet, gleichwohl schüchtern in die academische Welt treten, hier aber seiner Lernbegier plötzlich eine ungeahnte Fülle kostbaren Wissensmaterials erschlossen, dem er sich mit der Vollkraft der Jugend und erwachten Wetteifers freudigst und ganz überlässt. Der Mutter fassliche Lehren von Religion und Natur treten ihm hier in philosophischem Gewand und wissenschaftlich begründet wieder entgegen; die historischen Erzählungen jenes alten Onkels, hier gewinnen sie Gestalt, Umfang, Leben; selbst die Folianten, von denen jener sprach, findet er hier leibhaftig, und wendet immer begieriger ihre Blätter, natürlich! Oberlin und Schweighæuser sind ja seine Führer; und Alles, was er vom Vater mitgebracht, was er dort als stilles Eigenthum emsig gesammelt, hier liegt's mit Einem Male vor seinen Blicken ausgebreitet, ein endloses Gebiet laut redender Wahrheiten. Da — kaum dass er recht begonnen und in's Studium seines Berufs begeistert eingetreten, da fasst ihn mit rauher Hand das Schicksal, greift erbarmungslos in sein aufblühendes Leben, und trifft sein Herz, wo es am Verwundbarsten ist.

Es war für die Seele des erkenntlichen Sohnes gewiss keine leichte Aufgabe, draussen bei den Ambulanzen und im städtischen Lazarethe gewissenhaft seinen

Dienst zu versehen, oder am Leichentische ruhig das Messer zu führen, bei der Angst und dem Gedanken, ob nicht vielleicht in diesem Augenblicke des Vaters Haupt auf dem Schaffot falle. Es war ein schwerer Kampf, der Lobstein's Mündigkeit beschleunigt, denn der Tod eines ‚Vaters' altert ein Herz um zehn Jahre.

Und doch, wie frühe des Lebens bitterster Ernst an ihn auch heran trat, seine Natur und Willenskraft halfen ihm diese Prüfungen überwinden, und das Bild der Seinigen, dort im engen Dorfstübchen, stählte überdies ihm den Muth und verdoppelte seine Energie zur Arbeit, und — wieder Arbeit, deren Belohnung indess nicht lange mehr ausbleiben sollte. Schon am 19. Juli 1796 ward er von der Kunde überrascht, dass ihn das Professoren-Collegium der medizinischen Schule an Clausing's Stelle ‚einstimmig' zum Prosector gewählt habe, welche Wahl vom Ministerium bestätigt ward, und ihm einen vorläufigen Jahresgehalt von 600 Franken sicherte.

Diese erste Auszeichnung, die er seinem Fleisse und unermüdlichen Eifer im Präparirsaale verdankte, musste ihn nur noch mehr anspornen. Er hörte wiederholt bei Lauth Anatomie und Physiologie, und begann, sich auch in selbstständigen Arbeiten zu versuchen; namentlich war es das Gebiet der Entwicklungsgeschichte, das seine Wissbegierde vor Allen in Anspruch nahm und ihn zu fortgesetzten Untersuchungen reizte.

Als erste Arbeit, mit der er öffentlich auftrat, verzeichnen wir einen Vortrag über ,die Lage der Hoden im Unterleibe des Fötus und ihr Herabsteigen in das Scrotum', den er im Jahre 1801 in der ,Société libre des Sciences, agriculture et arts'[6] gehalten hat, und mit der Widmung an Lauth nachträglich auch drucken liess[7]. Dabei besuchte er, trotz seiner Pflichten als Prosector, doch nebenher alle übrigen theoretischen wie praktischen Collegien, Curse und Kliniken, einige mit Wiederholung, theils aus besonderer Neigung, theils zur gründlicheren Vorbereitung für die Examina, welche in beliebigen Pausen einander folgten, resp. bedingten, und von dem Vorsitzenden der Prüfungskommission bestimmt wurden.

So unterzog er sich denn nach achtjährigem und, wie wir sahen, keineswegs ungetrübtem Studium, der ersten Prüfung an der medizinischen Schule unter Lauth's Vorsitz am 8. Nov. 1800 bei den Professoren Noël — Hygieine —, Meunier — med. Physik —,

[6] Diese Gesellschaft war durch Verschmelzung von drei bereits bestandenen Vereinen auf Oberlin's Anregung noch nicht lange gebildet worden, und zerfiel in vier Sectionen: agriculture, belles-lettres et beaux-arts, sciences phys. mathém. et histoire naturelle, médecine. Ihre Jahresberichte erschienen als ,Tableaux analytiques des travaux de la Soc.' und im Drucke bei Levrault, Strassburg.

[7] Unter dem Titel: ,Recherches et observations anatomico-physiologiques sur la position des Testicules dans le bas-ventre du fœtus et leur descente dans le scrotum', par J. Fréd. Lobstein. Strasbourg 1801. 8. Auch abgedr. in ,Archives des accouch. de Schweighæuser', I, p. 269 (vid. Beilage Nr. I).

und Cailliot — Physiologie; acht Tage später der zweiten bei Masuyer — med. Chemie —, Tinchant — gerichtl. Medicin —, und Bérot — Anatomie —; eine Woche nachher der dritten und zugleich praktischen bei Coze — intern. Klinik und Medicin —, Rochard — Epidemien und Hautkrankh. —, und Gerboin — Materia medica —; der vierten und letzten jedoch erst nach Verlauf von 15 Monaten, die er zur Ausarbeitung seiner Dissertation bedurfte, den 21. Febr. 1802, unter Bérot's Präsidium, bei Tourdes — allgem. und spec. Pathologie —, Lauth — Chirurgie —, und Flamant — Geburtshülfe und Kinderkrankheiten —, worauf er seine Thesen und die Inaugural-Dissertation: ‚*Essai sur la nutrition du Fœtus*'[8] vertheidigte, eine Arbeit, die in wissenschaftlichen Kreisen viele Anerkennung fand, und später auch in deutscher Uebersetzung erschien. Als Grundlage für seine Untersuchungen hatte sich der Verfasser, ausser den ihm zugänglichen, sehr oft, und bisweilen aus 20stündiger Entfernung, Fötusexemplare von Collegen und Hebammen zuschicken lassen, während ihm zur Anfertigung der beigegebenen erläuternden Tafeln sein Freund und Studiengenosse Dr. Reisseissen (gest. 22. Mai 1828) mit seinem Zeichentalente in des Wortes edelstem Doppelsinne ‚seine Hand geliehen' hatte. Dieses Dienstes gedachte Lobstein

[8] Strasbourg, chez Levrault, 1802. 4. Deutsch: ‚Ueber die Ernährung des Fötus' v. J. Fr. Lobstein, übersetzt v. T. F. A. Kestner. Halle 1804. 8. (vid. Beilage Nr. II).

(in seinen ‚Rapports sur les travaux anatomiques du I Sem. an XII [1804]‘) mit einer Dankbarkeit, deren Worte wir an dieser Stelle wiederholen und der Büste Reisseissen's in der Thomaskirche zu Strassburg als Denkmal der Freundschaft im Geiste um so mehr gewidmet haben wollen, als sie den ganzen Werth dieses Mannes ausdrücken[9].

Auf Grund jener Schlussprüfung erhielt Lobstein mit 26 Jahren Seitens der medizinischen Schule ein ‚Certificat de capacité‘, das durch ministerielles Dekret vom 12. Oktober 1803 gegen ein gratis zu ertheilendes ‚Doctor-Diplôm‘ vertauscht wurde. Letzteres erfuhr 1809 einen abermaligen Umtausch gegen ein, von der ‚Université de France‘ ausgestelltes und vom Grossmeister Louis de Fontane unterzeichnetes, kaiserliches Diplôm.

[9] ‚Qu'il me soit permis de joindre ici au témoignage public de ma reconnaissance celui de l'éstime, que m'inspirent également les talents, les connaissances et la rare modéstie de M. *Reisseissen.*‘ Und weiter, an einer andern Stelle, wo er den Arzt als Wohlthäter der Armen schildert, sagt er: ‚A qui plus, qu'à toi, ces procédés étaient-ils familiers, ami généreux, que la Science et l'Humanité pleurent d'un commun accord? En traçant le portrait du médecin habile, du praticien consommé, du savant modeste, de l'homme vertueux, du Bienfaiteur des pauvres, ton Nom, cher *Reisseissen,* s'est aussitôt présenté à l'ésprit de l'honorable assemblée, qui m'écoute. Permets à ton plus ancien ami, de rouvrir aujourd'hui la plaie, dont ta mort nous a frappés, et de toucher un instant à la Couronne civique déposée sur ta tombe‘ (‚Discours sur les avantages des établissements cliniques‘. Strasbourg. Levrault 1830. 4., p. 19).

Diesem Freunde und Cailliot gemeinschaftlich hatte Lobstein auch seine Monographie über den ‚Sympaticus‘ zugeeignet.

Wir müssen hier eines Streites gedenken, der sich bald nach seiner Ernennung zum Prosector in der Schule entsponnen, und auch Lobstein in seine Staubwirbel gezogen hatte. Da wir diesen geringfügigen Gegenstand trotzdem sogar in einem Journale der Neuzeit[10] noch erwähnt finden, so dürfen auch wir denselben nicht übergehen, und wollen den Sachverhalt, der übrigens ein bedeutsames Streiflicht auf die damaligen Zustände auch in der medizinischen Schule wirft, nach einer Schilderung von competenter Seite[11] in Kürze mittheilen.

Unter den genannten Mitgliedern der Prüfungskommission dürfte vielleicht unseren Lesern, gegenüber dem früheren deutschen Charakter der Facultät, plötzlich eine erstaunliche Zahl ‚welscher' Namen aufgefallen sein? In der That hatte die Politik der Französirung seit dem letzten Jahrzehnt im Elsasse wesentliche Fortschritte gemacht und sich mit stärkerem Nachdrucke auch der höchsten Bildungsanstalt des Landes zu bemächtigen gesucht. Eine Menge französischer Lehrer wurden nach Strassburg gesetzt, wo sie von den Einheimischen wie Eindringlinge betrachtet wurden, und in Sprache, Sitten und Gewohnheiten jedenfalls Fremdlinge waren.

10 Silbermann's ‚Affiches de Strasbourg', Nr. 2 v. 4. Jan. 1873, unter ‚Causeries alsatiques', gez. O. O.: eine gedrängte Lebenskizze Lobstein's die übrigens eine ebenso gewandte Feder, als ein beneidenswerthes Gedächtniss verräth.

11 Weil der Betreffende ihn so zu sagen mit erlebt und uns erzählt hat.

Da dieselben nun an den althergebrachten Satzungen der Schule, an den wohlgeordneten anatomischen und klinischen Anstalten, namentlich aber an reich dotirten Aemtern, wie das Kanonikat von St-Thomas, mit souveränem Besserwissen, vielleicht auch aus Neid, zu mäckeln und zu rütteln begannen, so entstand bald erst ein anonymer, dann ein offener Federkrieg, der sich in einer Reihe von beiderseits bissigen Zeitungsartikeln und satyrischen Broschüren Luft machte. Einer derselben trägt nun die Unterschrift: ‚Lobstein, étudiant en médecine‘ und ist, wenn überhaupt von ihm verfasst, gewiss lediglich zur Ehrenrettung Professor Hermann's, seines geliebten Lehrers, gegen die unwürdigen Angriffe eines gewissen François Soulié, des Streithahns der Gegenpartei, geschrieben, der damals den ehrenvollen Posten eines octroyirten ‚Anatomie-Bossels‘ [12] bekleidete. Der Streit wurde schliesslich durch Intervention der Oberbehörde, versteht sich, nicht zu Ungunsten der Angreifer, beigelegt; als jedoch später eben desselbigen Hermann's reiche naturhistorische Privatsammlungen durch Vermächtniss in das Eigenthum der Stadt übergegangen waren, und 1800 von dieser der Académie zur Benützung überlassen werden sollten, da finden wir unter dem, mit vorheriger Aufnahme, Ordnung und Catalogisirung dieses ‚Cabinet Hermann‘ betrauten, Comite nur ächt-deutsche Namen, wie Hammer, Nestler,

[12] ‚Garçon d'amphithéâtre‘, eine Art höheren Anatomie-Dieners.

Hecht (Pharmacie), Grauel (Physik), Reisseissen und — Lobstein.

Kaum ein Jahr nach der Promotion — er hatte das eigentliche Diplôm noch nicht in Händen — erhielt er gleichzeitig mit dem, nachmals berühmten Fr. Carl v. Savigny schon einen Ruf nach Marburg als ordentlicher Professor der Chirurgie und Geburtshilfe (Herbst 1803); doch, wie schmeichelhaft diese unerwartete Ehre für des jungen Gelehrten bisheriges Wirken immer sein mochte, er glaubte sie doch ablehnen zu sollen aus Erkenntlichkeit für die Schule, die ihn erzogen, aus Heimathliebe und Rücksicht für seine Familie, und — setzen wir hinzu — ohne Zweifel auch aus Selbstunterschätzung. Dieser Zwischenfall scheint jedoch auf seine Thätigkeitsrichtung nicht ganz ohne Einfluss geblieben zu sein. Aus einem abschlägigen Bescheide des Ministers Chaptal erfahren wir nämlich, dass er bald darauf Privatdocent zu werden versuchte, d. h. an Ausländer Vorlesungen im anatomischen Amphitheater zu geben gedachte, was sicher nicht aus finanziellen Gründen mehr geschah, indem seine Dissertation ihm auch nach dieser Seite bereits sehr zu Statten gekommen war.

Für dies Fehlschlagen seines Plans entschädigten ihn mit Beginn des folgenden Jahres (1804) die Beförderung zum ‚Chef des travaux anatomiques‘, die Ernennung als Assistent beim Oberhebarzt am Bürgerhospital, und (Mai 1805) sein Vorrücken auf dessen Posten (Médecin-accoucheur en chef), womit zugleich die Professur an der Niederrheinischen Hebammenschule zu Strassburg verbunden war. Letztere beiden Stellen bekleidete er ohne Unterbrechung 30 Jahre, und schöpfte hier das reiche Material für die Beobachtungen und Erfahrungen, die er in seinen wissenschaftlichen Berichten über Geburtshülfe, Gynäcologie und Kinderkrankheiten von hier ab zu veröffentlichen begann.

Die wachsende Anerkennung seiner Vorgesetzten, sowie diese neue, seitens der städtischen Verwaltung, hatten ihre Wirkung auf die Strebsamkeit des jungen Anatomen und Arztes nicht verfehlt. Mit verdoppeltem Eifer in der bisherigen Bahn fortschreitend warf er sich mit voller Lust und Wärme in die neue, und suchte, den physiologischen Compass in der Hand, die Hindernisse und Schatten der Einen durch die Lichtpunkte der Anderen zu verscheuchen; mit seltener Ausdauer beobachtete er bald hier die Lebensakte von Organen, die er eben erst mit Messer und Lupe zerlegt hatte; bald brachte er Erlebnisse und Zweifel dahin zurück, um sie nach abermaliger Untersuchung begründet oder gelöst zu sehen; bald endlich forschte er auch nach Anhaltspunkten bei der Vergleichenden Anatomie; und — in dieser Combinirung von Resultaten scheinbar so divergirender Thätigkeiten, in der Methode solcher, vom Geiste der Physiologie gleichsam dictirten, Copulation von Anatomie mit Geburtskunde, erblicken wir eines der Hauptverdienste Lobstein's, ja die Grundarbeiten für den Bau seines späteren Museums.

Ein Blick auf seine schriftstellerischen Arbeiten jener ersten Periode (1802-1818) wird diese Behauptung rechtfertigen, da sie uns einen Rückschluss auf die praktische Thätigkeit gestatten. Auf seine Dissertation folgten in chronologischer Ordnung und gleichsam als Nachträge zu derselben :

a) Schriften anatom.-physiol. Inhalts:

1. Observations anatom.-physiol. ‚*sur la circulation du sang dans l'enfant qui n'a pas réspiré*‘ [13];

2. Fragment d'anatomie physiologique ‚*sur l'organisation de la matrice dans l'éspèce humaine*‘, welche besonders klar geschrieben ist, und namentlich den Standpunkt des Verfassers in der Entwicklungsgeschichte charakterisirt [14];

3. Notice ‚*sur une distribution particulière des vaisseaux du cordon ombilical*‘ [15].

[13] Ein Vortrag in der ‚Société libre des sciences, etc.‘; nachträgl. gedr. Paris 1803 bei Levrault. 8. und Prof. Coze gewidmet (36 Seiten). (Vid. Beilage Nr. III.)

[14] Vortrag in der nämlichen Gesellschaft; ditto gedr. 1803 bei Levrault. 8. und Prof. Noël, Director der mediz. Schule, gewidmet (32 Seiten); zugleich inserirt in: ‚Magasin encyclop.‘, année IX, I, p. 350 (vid. Beilage Nr. IV).

[15] Abgedr. in ‚Archives d'accouch. de Schweighæuser‘, I, p. 320 (v. 1803).

b) Aus der geburtshilfl. Praxis[16]:

1. Mémoire ‚*sur la première inspiration de l'enfant nouveau-né*‘;
2. Mémoire ‚*sur la Kironnose*‘, *ou coloration jaune de la moëlle épinière et des nerfs chez le fœtus*;
3. Mémoire ‚*sur l'inclinaison vicieuse du bassin de la femme, considérée comme cause d'accouchements laborieux*‘;
4. Notice ‚*sur une éspèce d'hémorrhagie, qui succède quelquefois à l'accouchement*‘;
5. Histoire d'un ‚*Pemphigus congénial*‘, *le même fœtus présentant une singulière hypertrophie de la capsule surrénale;*
6. ‚*Observations d'accouchements*‘, *recueillies à la salle des accouchées à l'hôpital civil de Strasbourg*;
7. ‚*Annales cliniques d'accouchement, de maladies de femmes et des enfants*‘, welche nach dem Plane des Herausgebers in geordneter Folge die Hauptgesichtspunkte der Geburtshilfe entwickeln sollten, indess auf die erste Nummer (von Anlegung der Zange oberhalb des oberen Beckenrings) beschränkt blieben;

[16] Die näheren Quellen der folg. Schriften sind nachzusehen in der Uebersichtstabelle von Lobstein's hinterlassenen Werken, die wir am Schlusse dieser Blätter beifügen.

8. ,*Remarques sur la critique de ses observations d'accouchements*', auf die wir gleich zurückkommen werden.

c) Aus dem Gebiete der Vergleichenden Anatomie:

1. Examen et dissection *du Mandril* (simia maimom);
2. Observations d'anatom. comparée ,*sur le Phoque à ventre blanc*' (phoca monachus), ein junger Robbe von den Ionischen Inseln, der seinem Besitzer verendet, von der Stadt angekauft, und dessen Eingeweide Lobstein zu Untersuchungen überlassen worden waren;
3. Observations d'anat. comparée ,*sur un jeune Sarigue femelle*' (Didelphus Virginiana), ein Exemplar von grauköpfigem Beutelthier, zu dessen Section er auf ähnliche Art gelangte, eine Arbeit, aus der wir zugleich die Gründlichkeit ersehen können, womit er bis zu den Quellen der classischen Autoren, wie Aristoteles, Aelian, Athenæus, Plutarch u. A. zurückging und deren griechischen Text mit grammatikalischer Kenntniss interpretirte[17]. Endlich:

[17] Vid. ,Tableau analytique des travaux de la Soc. libre des sciences. etc.' Strasbourg 1808. Levrault. 8. p. 19.

d) Die ‚*Rapports sur les travaux exécutés à l'amphithéâtre d'anatomie*' aus den Jahren 1804 und 1805; ein ‚Mémoire *sur la nature et l'importance de la sueur des pieds*' und Observations *sur le Croup* (1817).

Seine Wirksamkeit als Geburtsarzt war, nebenbei bemerkt, die einzige, in der er jemals angegriffen ward und seine wissenschaftliche Ehre zu vertheidigen hatte. Ein gewisser Dr. Duchâteau, Schüler Baudelocque's, hatte Lobstein's Methode bei verschiedenen Geburtsfällen in sehr scharfer Weise kritisirt, ihm ‚schwere Irrthümer', ‚grobe Missgriffe' und ‚fehlerhafte Praxis' vorgeworfen. Ohne jedoch durch diese unverdienten Angriffe im Geringsten gereizt zu werden, erwiederte dieser in den citirten ‚*Remarques sur la critique de ses observations*' mit der Ruhe und Würde eines Mannes, der, im Bewusstsein sich auf rein-wissenschaftlichem Boden und mit Autoritäten, wie Lewret, Stein, Baudelocque, Flamant, Osiander und zahlreichen englischen, schwedischen und russischen Geburtshelfern im Einklange zu befinden, solche Anschuldigungen nicht als muthwillige oder bösartige bezeichnete, sondern sie, als offenbar auf absichtslosen Missverständnissen beruhend, sogar noch entschuldigte. Diese kleine Rechtfertigungsschrift, auf die Dr. Duchâteau nichts mehr zu erwiedern fand, nennt Herr Professor Ehrmann[18] mit Recht: ‚un

[18] ‚Éloge historique du professeur J. Fréd. Lobstein', v. Ch. H. Ehrmann, prof. d'anat. Strasbourg 1836, bei Levrault. 4. sub titres des ouvrages, etc., p. 21.

des opuscules de M. Lobstein le mieux pensé et le plus soigneusement rédigé'.

Der zweite Lebensabschnitt unseres Jubilars schliesst mit dem Versuche zur Erlangung einer Professur. Der Lehrstuhl für ,Gerichtliche Medizin' war durch Tinchant's Tod vacant geworden. Lobstein, der bald nach seiner jüngsten Beförderung seine Mutter zu sich genommen, die jüngeren Brüder zu unterstützen und bis dahin noch wenig Privatpraxis hatte, trat als Mitbewerber um diese Stelle auf, und vertheidigte in öffentlicher Facultätssitzung vom 31. Jan. 1814 gegen Fodéré seine Concurs-These: ,*Plan raisonné d'un cours de médecine légale*' nicht bloss mit so vielem Verständniss der socialen, wie rein-wissenschaftlichen Aufgaben und Pflichten eines Gerichtsartztes, sondern auch mit so tiefem Vertrautsein mit der Geschichte und Philosophie des Alterthums, namentlich mit den betreffenden Quellen der egyptischen, griechischen, mosaischen und römischen Gesetzgebung (Numa Pompilius), dass es, nach Ehrmann[19], ,nur dem europäischen Rufe eines, für diesen Katheder wie geborenen, Fodéré gelingen konnte, seinem Gegner die Palme zu entreissen'. Andere urtheilten anders, indem sie den Triumph des Letzteren zum grossen Theil seiner oratorischen Begabung und Behendigkeit in der französischen Sprache gegenüber seinem elsässischen Mitbewerber beimassen. Indem wir diese Thatsache zugeben, glau-

[19] l. c., p. 7.

ben wir ausserdem das Richtige zu treffen mit der Annahme, dass, trotz allen Ernstes seiner Bewerbung, und allen Fleisses, womit er sich in dies Gebiet, das ihm bisher ziemlich fern gelegen war, hineingearbeitet hatte, Lobstein hierin doch wohl mehr aus Raison und Ehrgeiz, wie aus innerem Beruf und Sympathie gehandelt habe. Wir erblicken daher in seiner Niederlage vielmehr eine glückliche Fügung des Schicksals, das ihn seiner bisherigen Carriere sich nicht entfremden liess, sondern einem verdienstvolleren Wirkungskreise aufbewahrt hatte.

Denn nach kaum fünf Jahren sehen wir ihn einen anderen Lehrstuhl besteigen, dessen Bausteine er seit 27 Jahren mit eigenen Händen zusammengetragen und bearbeitet hatte, und der darum im wahren Sinn sein eigenstes Werk genannt werden darf: wir meinen jene Sammlung ursprünglich anatomischer, bald aber fast nur anatomisch-pathologischer Präparate, die theils von ihm selbst, theils unter seiner Aufsicht und Leitung angelegt worden war, um zu Modellen und Demonstrationen zu dienen, und die aus bescheidenen Anfängen mit der Zeit sich dergestalt vergrösserte, dass ihr als ‚Musée d'anatomie pathologique' ein eigener Saal im Akademiegebäude überlassen werden musste.

Der Gedanke, diesem Museum durch Gründung eines Katheders ein wissenschaftliches Organ zu geben, lag sehr nahe, und es gehört mit zu den Verdiensten Cuvier's (1769-1832), des damaligen Grossmeisters der

Universität, die Professur für pathologische Anatomie in Strassburg, die erste in Frankreich, in's Leben gerufen zu haben. In der Sitzung der ‚Commission de l'instruction publique' zu Paris vom 21. Mai 1819 wurde die Errichtung dieses Lehrstuhls beschlossen und derselbe mit der Direction des Museums an den bisherigen Chef des travaux anatomiques übertragen, was demselben durch Rectoratszuschrift mit dem weiteren Bemerken mitgetheilt ward, dass (ausschliesslich des fixen Professorengehalts von 600 Franken) dieser Posten mit 1500 Franken vom Staate dotirt sei.

Diese Ernennung traf ihn gerade mitten in der Arbeit, die zur Ordnung des ‚Cabinet Hermann' seine Berufsgeschäfte und zunehmende Privatpraxis ihm übrig liessen. Mit beispielloser Zähigkeit, ja, mit fieberhafter Ungeduld, gab er sich nun auch an die Reorganisation des eigenen Museums, dem er alle freien Tagesstunden und ganze Nächte opferte, um bei Beginn des neuen Lehrjahres, October 1819, seine Vorlesungen eröffnen, und in dem Geiste und mit der Methode führen zu können, die er als die richtigen erkannt hatte. In diese Zeit fällt daher der grosse Zuwachs an Präparaten, namentlich über Neurologie und Entwicklungsgeschichte, wie die Quecksilber-Injectionen bei Blut- und Lymphgefässen, von denen viele von seiner Hand stammen; die Erneuerung schadhaft gewordener Objecte; die Klassificirung, Etikettirung und Aufstellung Aller in neuen Glasschränken; endlich, als Schlussstein der Arbeit, ein

‚Compte rendu à la Faculté sur l'état actuel de son Muséum, suivi d'un *Catalogue des objets, qu'il renferme'* (1820.)

Aber nicht allein das Material und die Hülfsmittel für diesen neuen Wirkungskreis sollten gesichtet, geordnet und vorbereitet sein, sondern er glaubte, bevor er in denselben eintrat, auch den Standpunkt und das Verfahren, die er einzuhalten gedachte, ankündigen zu müssen. Daher, als Einleitung und Lehrplan zu seinen Vorlesungen und zur Rechtfertigung seines Systems, (1818) die ‚*Vues générales sur l'anatomie pathologique*', und der ‚*Discours sur la prééminence du système nerveux*', jene ein Mémoire[20], dieser ein Vortrag[21] bei der Preisvertheilung am Schlusse des Schuljahres 1819 auf 1820, Beide die Vorläufer und Wegweiser zugleich seines Lebenswerks.

Nicht ohne ein gewisses Bangen erwartete der neue Professor die Eröffnung seiner Vorlesungen. Das Auditorium, von Zuhörern und Neugierigen überfüllt, empfing ihn beim Eintreten mit einer Salve von Applaus, wie er auf französischen Hochschulen üblich ist; derselbe steigerte sich jedoch am Schluss der Stunde zu einer seltenen Ovation, von der Lobstein's Gemüth dergestalt bewegt wurde, dass er den kurzen Bericht hierüber an einen Freund mit den Worten schloss: ‚Diese Anerkennung freut mich mehr, als das Insiegel des Gross-

20 Vid. ‚Journal complémentaire du Diction. des sciences médicales', III, p. 4 et 311. Paris 1818 (vid. Beilage Nr. V).

21 Vid. Beilage Nr. VI.

meisters, das mich zu diesem Posten berufen hat.' Sein Collegium wurde mit jedem Semester stärker besucht und höher geschätzt; schon die Neuheit der Doctrin und das Museum begannen viele Studirende, namentlich Deutsche, nach Strassburg zu ziehen, ja, sogar auswärtige Lehrer waren gekommen, um Lobstein kennen zu lernen, dessen Name schon damals unter den Ersten der Universität genannt wurde.

Da stirbt Professor Coze. Der Lehrstuhl für Interne Medizin und Klinik wird frei, Lobstein mit dessen provisorischer Leitung betraut, doch schon nach vier Wochen als Coze's Nachfolger definitiv ernannt. Die Zustellung des betreffenden Decrets begleitete der Dekan mit den Worten: ,Cet acte remplit tous les vœux de la Faculté.'

Diesen Ausspruch konnte der ehrwürdige Cailliot damals füglich thun. Lobstein hatte sich in der Hebammenschule und dem Gebärhause bereits als tüchtige Lehrkraft bewährt; eine Vereinigung der ,Innern Klinik' mit der ,Pathologischen Anatomie' konnte daher der Aussaat und dem Aufblühen dieser jungen Wissenschaft nur förderlich werden; heute dagegen, bei dem fast souveränen Charakter, den sie seit relativ kurzer Zeit als letzte Instanz im Reiche der Heilkunde sich erworben hat, würde solche gemeinsame Vertretung wohl eben so wenig möglich, als wünschenswerth, sein. Die pathologische Anatomie, der wir eine noch weit grössere Zukunft prophezeien, als sie seit ihrem Begründer und Lehrer zu Strassburg bis heute erlebt hat, muss vielmehr selbständig vorangehen, denn nur so erfüllt sie ihre Aufgabe: ‚zum Heile des leidenden Organismus Gesetzgeberin zu sein.‘ Dass sie derselben sich bewusst, und ihr bisher redlich nachgekommen, dafür zeugen die stolzen Arenen, die ihrer fortschreitenden Entwicklung und ihren hohen Verdiensten geweihet werden.

Durch Uebernahme der Klinik hatte Lobstein's officieller Wirkungskreis die höchste Ausdehnung, den Höhepunkt, erreicht. Die erste Tageshälfte, im Winter von 6, im Sommer von 5 Uhr, widmete er dem Gebärhause und Hebammencurse; von 7 bis 10 der Klinik; von da bis Mittag der Vorbereitung zum Collegium und diesem selbst; die zweite der städtischen Praxis, den Arbeiten im Museum und dem Krankenhause; die Abende und Nächte dem Studium und schriftlichen Arbeiten. Dazu kamen bisweilen manche Ehrendienste, wie das Präsidium der ärztlichen Section der Société libre des sciences, etc., die Mitgliedschaft beim Stadtrathe u. A., die er nicht abweisen mochte, wie sehr sie auch seine Zeit in Anspruch nahmen und beitrugen, ihn ‚factisch nicht ausathmen zu lassen‘.

Wir wollen diese Thätigkeit und Leistungen, die diesen letzten Lebensabschnitt charakterisiren und zugleich zum verdienstvollsten machen, unbeschadet des bisher beobachteten chronologischen Ganges unserer Schilderung, fürder von zwei Gesichtspunkten, dem praktischen und theoretischen, verfolgen und Lobstein als Arzt und als Schriftsteller betrachten.

Thatsache bleibt vor Allem, dass er auf dem, von ihm angelegten und allein beherrschten Terrain der pathologischen Anatomie, seine geistige wie physische Kraft mit der vollen Energie einer gesunden Natur geübt und entwickelt hat; dass seine grösseren und gehaltvolleren Werke, wie die subtileren Untersuchungen und Arbeiten diesem Gebiete der Medizin angehören, und dass er auf dem Katheder nicht minder, als am Krankenbette, von Collegen, Schülern und Patienten in gleichem Mass geschätzt war.

Sein officielles Collegium im anatomischen Amphitheater hielt er in französischer, Privatcurse, die er an besonders empfohlene Ausländer gab, in seiner Mutter-Sprache. Französisch sprach er ziemlich fliessend, und grammatikalisch richtig, so dass seine Vorträge von der französischen Jüngerwelt vor manchen anderen gerühmt wurden. Ueberhaupt anerkannten seine Zuhörer ausserdem die einfache und klare Weise des Vortrags, den er mit Demonstrationen an Präparaten aus dem Museum oder mit frischen, meist von ihm selbst angefertigten, Objecten zu begleiten pflegte, ferner die Ruhe und Sicherheit der Hand, womit er Pincette und Skalpel führte, und das unverkennbare Bestreben, ihnen die Fülle seiner Ideen, wie die Schätze seines Wissens, mitzutheilen[22]. Nach der Vorlesung, dessgleichen an

[22] Hierüber äussert einer seiner Zuhörer, der nachmalige Professor Lereboullet: „Comme professeur, nous qui avons suivi ses cours pendant plusieurs années, nous aurions pu dire avec quelle méthode, quelle admirable clarté, il éxposait les diverses sciences qu'il ensei-

Sonn- und Festtagen, verweilte er manchmal noch stundenlang im Museum, und es gehörte keineswegs zu den seltenen Fällen, wenn er über dem Secir- den Mittags-Tisch ganz vergass.

In der Hebammenschule und der Gebärabtheilung des Bürgerhospitals, wo er nicht als Staatsdiener zu wirken hatte, sprach er deutsch, schon weil die Objecte seiner Hülfe und Unterweisung Angehörige der Provinz waren, wie auch die weit überwiegende Mehrzahl der Kranken in der Klinik. Obwohl diese nicht umfangreich war (die männliche Abtheilung zählte 12, die weibliche 13 Betten), so nahm sie ihn täglich doch über 2 Stunden in Anspruch, weil er die Gewohnheit hatte, am Krankenbett, nach geschehener Examination, den Studenten die Krankheits-Symptome, ihren Grund und Zusammenhang in lateinischer Sprache[23] zu dictiren, und später, im Conferenzzimmer, auf jeden einzelnen Fall zurückzukommen, und ihn in längerem (französischem) Vortrage erläuternd zu besprechen[24].

gnait, soit la matière médicale, soit l'anatomie pathologique, soit la science si difficile des maladies; nous aurions pu rappeler avec quelle facilité il analysait au lit du malade les symptômes les plus obscurs, circonstance qui donnait tant d'attrait à son enseignement clinique.' (Notes sur M. le prof. Lobstein. Manuscript v. 24. Sept. 1835).

[23] Die Geläufigkeit und ciceronianische Reinheit, wodurch er sich hierin auszeichnete, wurde von Allen übereinstimmend hervorgehoben.

[24] Wir verdanken diese näheren Angaben noch lebenden Schülern, darunter Herrn Dr. B., der bezüglich dieser Lehrmethode behauptet, dass sie instructiver gewesen sei, als jene in den grossen Anstalten der Hauptstadt Frankreichs. Ueber Lobstein's Klinik vid. Beilage Nr. XI.

Dabei war sein Auftreten am Krankenlager ebenso theilnahmsvoll und menschenfreundlich, wie die Art, womit er seine Zuhörer und Praktikanten behandelte, ermuthigend und hilfreich; er wusste genau den Eifer und die Kenntnisse jedes Einzelnen, und daher beim Examen den richtigen Unterschied zu treffen zwischen momentaner Befangenheit und wirklicher Oberflächlichkeit; seine Assistenten, darunter die Dr. Heisch, Luroth und Hirtz, konnten täglich Zeugen von dem väterlichen Interesse sein, das ihr Ordinarius an ihren Fortschritten nahm, und gedachten stets in erkenntlicher Weise der Aufopferung, womit derselbe so Manchen unter ihnen in seinen Studien und Arbeiten, wie Krankengeschichten, Dissertationen u. s. w. durch Nachhülfe privatim gefördert hat. Sein Lehrberuf war ihm in der That nicht allein zum vollen Bewusstsein gekommen, sondern auch zur anderen Natur geworden. Mit Bedauern sieht er das Semester schliessen, voll Ungeduld harrt er des nächsten, und, da es nach arbeitsvollen Ferien endlich wieder begonnen, schreibt er mit Bezug auf seine Collegien einem Freunde: ‚Sie glauben nicht, wie wohl ich mich unter jungen Leuten und im Kreise meiner Zöglinge fühle. Es ist dies für mich ein wahrer Hochgenuss, ja! fast hätte ich Lust, meine Privatpraxis aufzugeben, nur um mich desto ausschliesslicher dem Unterrichte weihen zu können.‘

Diese Praxis war nämlich mittlerweile eine der bedeutendsten nicht nur in der Stadt geworden, sondern auch zu auswärtigen Consultationen und Consilien ward er mehr und mehr begehrt, und — damals gab es noch keine Eisenbahnen; Reisen, wie nach Oberelsass, Rheinbaiern und Baden erforderten mindestens Tag und Nacht; wir können daher einen Schluss ziehen, in wie hohem Grade seine Thätigkeit auch nach dieser Seite in Anspruch genommen war. Auch hier, im Privathause und Familienkreise, muss seine Erscheinung als Arzt etwas ungemein Beruhigendes, ja! Gewinnendes gehabt haben, weil Alle, und Manche bis zu dieser Stunde, nicht müde wurden, seines Bildes wie einer wohlthuenden Erinnerung an frühere Erlebnisse zu gedenken. Namentlich Kinder hatte er in's Herz geschlossen und widmete ihnen mit Vorliebe seine Sorgfalt, ja! dieselbe ging, wie Prof. Cailliot hervorhebt[25], ‚oft sogar so weit, dass er in schweren oder dringenden Fällen mehrere Nächte hintereinander an ihrem Bettchen selbst wachend zubrachte, als ob sie seine eigenen wären.‘ Ein solcher Fall, bei dem croupkranken Kinde eines Bierbrauers in der Steinstrasser Vorstadt, wo er fünf Nächte nach einander verweilte (seine Wohnung war bei der Nikolaus-Kirche, im Hause der heutigen ‚Magdeburger Lebensversich.-Bank‘), ist auch bei uns noch in lebendigem Andenken, und bemerken wir dazu noch, dass er, obwohl damals schon im Besitze eigener Pferde, dergleichen nächtliche Besuche, selbst mitten im Winter, lieber zu Fusse machte, als dass er im Geringsten zugab, dass

[25] ‚Discours prononcés aux obsèques de J. Fr. Lobstein.‘ Strasbourg 1835. Levrault. 8. p. 9.

‚der Kutscher und die armen Thiere ihre Ruhe einbüssten.‘ Solche Züge, denken wir, sollen genügen, um von Lobstein als Lehrer und Arzt ein treffendes Charakterbild zu geben.

Betrachten wir nun seine Leistungen als medicinischer Autor, so tritt uns schon beim ersten Blick die Wahrnehmung entgegen, dass seine Arbeiten aus dieser Periode weitaus die umfang- und gehaltreichsten sind, und sich in steigender Progression durch jene, so zu sagen eigenthümliche Gedankenrichtung auszeichnen, die sein Lehrsystem charakterisirt. Während seine Thätigkeit bisher mehr auf nüchterne Beobachtung, ruhige Erforschung und fleissige Begründung von Thatsachen gerichtet war, sehen wir sie von jetzt ab sich freier bewegen, selbständiger arbeiten und von einem gewissen philosophischen Geiste beseelt, der die nackte Thatsache gern von Speculation und Hypothese begleiten lässt. Sagt er doch selbst: ‚Wenn die Zerlegung eines Organs in seine ursprünglichen Theile mittelst des Skalpels unmöglich wird, so kann man dessen Analyse noch mit Hülfe des reflectirenden Verstandes weiter verfolgen: animo contemplare, quod oculo non vides[26].‘

Dieser stärkeren Durchgeistigung des Inhalts entsprechend, finden wir auch eine grössere Gewandtheit in Styl und Form, ja bisweilen sogar einen gewissen

[26] Lobstein, ‚Pathol. Anatomie‘, I, § 17.

poetischen Aufschwung der Rede, als ob mit der Freiheit des Katheders auch Geist und Herz ihm entfesselt, und ihrem angeborenen Triebe überlassen worden wären; denn keine Frage: er war eine ideal angelegte Natur, die nur durch das Schicksal und frühzeitige Prüfungen bisher unterdrückt gewesen, nun aber sich um so rascher entwickeln sollte. Dabei scheint uns nicht ohne Bedeutung, dass diese Entwicklung nicht an die sonst überwältigende Macht der Rede, sondern vielmehr an jene stille Sphäre concentrirten Denkens, dessen Organ die Feder ist, vorzugsweise gebunden war.

Was nun die schriftstellerischen Arbeiten selbst betrifft, so scheint es fast, als sei bei deren Wahl des Onkels Bild auch hier ihm Muster gewesen. Denn, seltsam! wie Jenen, sehen wir auch den Neffen ungefähr im selben Lebensalter der nemlichen Richtung huldigen, dem Nervensysteme, und zwar gerade da, wo es am Geheimnissvollsten und Schwierigsten zu ergründen war, beim Nervus Sympathicus, dem Beherrscher der vegetativen Lebenssphäre.

Als Vorläufer dieses ersten, bedeutenderen Werks, dem er die Bahn in die wissenschaftliche Welt eröffnen sollte, erschien 1821 im ‚Dictionnaire des sciences médicales‘[27] der monographische Artikel über den ‚*Nervus Trisplanchnicus*‘ (oder Sympathicus), der schon als eine sehr schätzenswerthe Bereicherung der Kenntnisse von diesem Nerve und seinen Verrichtungen galt. Denn

[27] Tom. LVI, p. 9-43. Paris 1821. 8. (vid. Beilage Nr. VII.)

der Verfasser hatte sich — um den Inhalt hier nur oberflächlich zu berühren — nicht bloss die minutiöseste anatomische Beschreibung mit allgemeinen Betrachtungen über dieselbe zur Pflicht gemacht, sondern auch der Entwicklung und inneren Structur der Nervenstämme, Ganglien, Plexus und Verbindungen sein besonderes Augenmerk geschenkt, und bei Besprechung des Wesens und der Functionen dieses Nervs schliesslich seine Ansicht dahin geäussert, dass derselbe zwar ein System für sich, und als solches von der Natur zum Leiter des vegetativen Lebens bestimmt, gleichwohl aber mit dem animalen Systeme innerlich verwandt, eng verbunden und den selben Bedingungen, wie dieses, unterworfen, daher gleichfalls Erzeuger und Verbreiter des unwägbaren Nervenagens sei.

Diese, zwar nicht seine originale, aber von Lobstein aus innerster Ueberzeugung adoptirte, Hypothese vom nervösen Fluidum, welche die Grundlage seines Systems der pathologischen Anatomie bildet, und die er bereits in jener Preisvertheilungs-Rede von 1819-1820 angedeutet hatte, erfuhr in dem nunmehr folgenden, ausführlicheren Werke über diesen Nerven eine neue, ja, wir dürfen sagen, wissenschaftliche Begründung, so dass diese Schrift über den ‚*Nervus sympathicus*‘[28], als sie ihrem einleitenden Vorgänger nach

[28] ‚Commentatio anatomico-physiologico-pathologica.‘ ‚De Nervi sympathetici, humani fabrica. usu et morbis, tabulis aeneis et lithographicis illustrata.‘ Parisiis et Argentorati. 1823. gr. 4. (vid. Beilage Nr. VIII.)

kaum zwei Jahren folgte, bei der gelehrten Welt die günstigste Aufnahme und Beurtheilung fand. Zum Beweise hiefür geben wir, ohne auf das Werk selbst hier näher einzugehen, unseren Lesern einfach den Ausspruch, womit einer der ersten Anatomen seiner Zeit seine gründliche Recension desselben beginnt.

‚Nicht ohne grosse Erwartungen‘ — schreibt Tiedemann[29] (1781-1861) — ‚nahm Recensent diese Schrift eines Mannes zur Hand, dessen Talent im Beobachten und Forschen sich bereits durch mehrere gehaltreiche Schriften anatomischen, physiologischen und pathologischen Inhalts sattsam bewährt hat. Zum besonderen Vergnügen gereicht es uns, das Geständniss niederschreiben zu können, dass die gerechten Erwartungen übertroffen worden sind, und dass uns seit geraumer Zeit kein Werk durch Gründlichkeit, Reichhaltigkeit an neuen Thatsachen, Schärfe des Urtheils und Klarheit der Darstellung so angezogen hat, als eben dieses. Der Gegenstand, mit dem sich die Schrift beschäftigt, gehört, wie bekannt, sowohl in anatomischer als physiologischer Hinsicht zu den schwierigsten und dunkelsten, aber eben desswegen auch zu den anziehendsten der Naturlehre des menschlichen Körpers. In Betreff der Pathologie bietet er ein noch ganz unbebautes, mit dem Unkraut der Träumerei reich bewachsenes, Feld dar. Der Verfasser, mit den Arbeiten seiner Vorgänger vertraut, hat nicht nur

[29] ‚Heidelberger Jahrbücher der Literatur.‘ 1824. Jahrgang XVII, I, Nr. 8, p. 113.

die hierher gehörigen wichtigsten anatomischen und physiologischen Thatsachen mit Klarheit und Umsicht zusammengestellt, sondern, auf eigene mühevolle Untersuchungen sich stützend, die nur der zu würdigen weiss, der sich in solchen Arbeiten versucht, hat er Vieles berichtigt und verbessert, und manches Neue hinzugefügt. Im Gebiete der Pathologie des sympathischen Nervensystems gebührt ihm die Ehre, die Bahn gebrochen zu haben, ein Verdienst, das ihm kein billig denkender Arzt streitig machen wird. Recensent beeilt sich daher, auf dieses treffliche Werk, das Resultat vieljährigen Forschens eines, im Fache der Anatomie, Physiologie und Pathologie gleich ausgezeichneten Mannes, durch eine kurze Anzeige aufmerksam zu machen.'

Erinnern wir uns dabei, wie mangelhaft und bisweilen primitiv die Hilfsmittel jener Zeit, namentlich das Microscop, beschaffen waren, so werden wir dieser Monographie, die vor länger, denn einem halben Säculum, sich in die Welt gewagt, und auf ein so räthselvolles Gebiet neues Licht zu werfen versucht hatte, wohl ein um so grösseres Verdienst zuerkennen müssen. Darum hatte sie damals nicht geringeres Aufsehen, als 63 Jahre vorher Lobstein's sen. ‚Nervus accessorius[30]', erregt; darum wurde ihres Autors Name bald über des Elsasses Grenzen hinaus mit Auszeichnung genannt, und fügte Cuvier, als Präsident vom Institut de France,

[30] ‚Dissertatio inauguralis de Nervo spinali ad par Vagum Accessorio.' Argentorati 1760. 4.

seinem Dankschreiben die Bemerkung bei, ‚que cet ouvrage sera déposé honorablement à la Bibliothèque de l'Institut et que M. Duméril[31] a été chargé d'en rendre compte verbal à l'Académie'; darum, ohne Zweifel, noch im nemlichen Jahre (1823) der ehrenvolle Ruf an die Universität Heidelberg, den er jedoch zum Theil aus denselben Gründen, wie jenen 20 Jahre früheren nach Marburg, trotz dringendster Aufforderung seines Freundes Nægelé (1778-1851), dennoch ablehnte; darum dieses Letzteren, wie der übrigen Coryphäen in der reizenden Musenstadt am Neckar, der Chelius (1794-1876), Tiedemann, Gmelin (1788-1853) und vieler anderen Gelehrten hohe Werthschätzung und Vertrauen, womit sie ihre Söhne und Zuhörer an den Strassburger Anatomen wiesen und empfahlen; darum endlich auch das Schluss-Urtheil des genannten Recensenten, der ‚dies Werk den vorzüglichsten Schriften über die Nervenlehre beizählt', und seinen Bericht mit dem Wunsche schliesst, ‚dass es dem würdigen, nach Wahrheit strebenden, geistreichen Verfasser gefallen möge, die Literatur noch ferner durch ähnliche gehaltreiche Werke zu bereichern.'

Auf den ‚*Sympathicus*' folgten: 1824, ein zweiter ‚*Compte rendu sur les travaux anatom.*' nebst einem Nachtrage zum Kataloge des Museums, der die neueren

31 André Marie Constant Duméril (1774-1860), Prof. der Physiologie und Pathologie an der Ecole de médecine in Paris, seit 1816 Mitglied der Academie der Wissenschaften.

Präparate enthält und auf Kosten der Facultät im Druck erschien; 1827, in deutscher Sprache, das ‚*Handbuch der Hebammenkunst*' zum Gebrauch bei seinen Vorlesungen; 1828, ‚*Observation sur les Mélanoses, disséminées en très-grand nombre dans beaucoup de parties du corps, et notamment dans la peau*'[32]; endlich 1829 der erste Band seines ‚*Traité d'anatomie pathologique*'[33], nebst dazu gehörigen schwarzen und colorirten Tafeln.

Hier stehen wir bei Lobstein's grösster und verdienstvollster Schöpfung, seinem eigentlichen Lebenswerke, und erblicken ihn selbst, wenn auch nicht am Ziele seiner wissenschaftlichen Laufbahn und Pläne, so doch gewiss auf dem Gipfel seiner Leistungskraft als Schriftsteller.

Da dies Werk durch den Tod seines Verfassers nur zur Hälfte erschienen, daher nicht allgemeiner bekannt geworden, und vom heutigen Standpunkte dieser Wissenschaft zwar längst überholt, gleichwohl aber eines Rückblickes würdig ist, so wollen wir von seiner Genesis und leitenden Idee hier nur im Allgemeinen so Viel mittheilen, als zur Betrachtung des Entwicklungsganges des Autors nöthig scheint, für die wissenschaftliche Analyse hingegen auf unsere Beilagen verweisen[34].

[32] Insérée dans le ‚Répertoire général d'anat. de chirurg. et d'anat. pathol. de Bréschet'. Paris, année 1828.

[33] ‚Traité d'Anatomie pathologique' par J. Fr. Lobstein. Paris et Strasbourg chez Levrault, 1829 et 1833. 8.

[34] Vid. Beilage Nr. IX.

Die Wurzeln dieses Lehrbuchs lassen sich unschwer bis in die Zeit des Prosectors am anatomischen Theater zurück verfolgen. Dort haben wir gesehen, wie derselbe in seinen Recherches, Observations, Fragments und Essais, bereits auch anomale Eigenschaften und Erscheinungen hervorgehoben, und selbst rein pathologische Abhandlungen veöffentlicht hatte. Die weitere Entstehungsgeschichte liefern am Treuesten seine eigenen Worte [35]:

,Lehrer der pathologischen Anatomie und innern Klinik, ausserdem Geburtshelfer an einem grossen Hospital und praktischer Arzt in einer volkreichen Stadt, habe ich mich seit dreissig Jahren in der glücklichen Lage befunden, zwei mit einander so innig verbundene Zweige der Medizin zugleich zu betreiben und auszubilden, und habe die Phänomene, die sich mir im Laufe der Krankheiten und organischen Veränderungen vermittelst meiner und meiner Mitarbeiter Zergliederungen herausgestellt haben, ohne Unterlass scharf beobachtet und vergleichend in's Auge gefasst.'

Des Autors Grundidee lässt sich in den Ausspruch zusammen fassen : Die pathologische Anatomie soll an der Hand der Physiologie gehen. ,Denn' — heisst es in der Vorrede weiter — ,sie darf sich nicht auf blosse Beschreibung der Structurveränderungen beschränken, sondern in den grossen Fragen über den Ursprung organischer Krankheiten muss die Geschichte

[35] Vid. Vorwort zu Traité d'anatomie pathologique, nach der deutschen Uebersetzung. (Vid. Note 37.)

des Lebens in allen seinen Zuständen betrachtet und mit zu Rathe gezogen werden. Desshalb glaubte ich, die biologische Geschichte der erkrankten Organe mit ihrer anatomischen verbinden zu müssen. Aber, welche Rolle immer die Physiologie in diesem Werke spielen mag, so macht doch die Beschreibung der organischen Veränderungen den hauptsächlichsten Theil und die Grundbasis desselben aus; die Erklärung der vitalen Erscheinungen dient nur zur Erläuterung und Vervollständigung.'

Bichat's (1771-1802) analytischer, auf die physischen, chemischen und dynamischen Eigenschaften der Gewebe gegründeten, Methode ist in seinem Lehrbuche auch Lobstein gefolgt, nur mit dem Unterschiede, d. h. mit dem weiteren Grundsatze, den allgemeinen analytischen Ergebnissen tiefer auf den Grund zu kommen, indem er auch den Ursprung der organischen Krankheiten, wie den Mechanismus ihrer Bildung, zu entdecken, und, wie gesagt, die genauesten klinischen Beobachtungen mit den unwiderlegbarsten Erfahrungen der Physiologie zu vereinigen suchte[36]. Diesen Grundgedanken wiederholt er auch im Vorwort zur deutschen Uebersetzung seines Buchs[37], indem er die Ueberzeugung ausspricht, ,dass — soll anders die

[36] Vid. hierüber die Kritik in ,Dictionnaire encyclopédique des sciences médicales' von Dr. E. Beaugrand. Paris 1869, II. Ser., II. B.

[37] ,Lehrbuch der pathologischen Anatomie von Prof. Lobstein.' Deutsch bearb. von Dr. A. Neurohr. Stuttgart 1834. bei Brodhag. 8.

pathologische Anatomie den ihr gebührenden Rang im Systeme der Medizin einnehmen — die Thatsachen und Beobachtungen der anomalen Lebenserscheinungen überall auf Ideen und höhere Naturanschauungen zurückgeführt werden müssen.'

Dass auch in diesem Werke dem Principe der ,Nervenkraft' eine Hauptrolle zugetheilt sei, und jenes nervöse Fluidum auch bei krankhaften Veränderungen in erster Reihe als mitwirkend angenommen werde, brauchen wir nach dem Vorhergehenden nicht zu wiederholen, und wollen nur noch bemerken, dass Verfasser, auf diese Hypothese gestützt, nicht nur eine ,neue' Nosologie, sondern auch eine Theorie des Todes, die er ,Thanatologie' nennt, in Aussicht stellt.

Wohl hat nun seit Erscheinen dieses Lehrbuchs die junge Wissenschaft Riesenschritte, wie keine ihrer Schwestern, gemacht, und nimmt, Dank den erleuchteteren Forschungen ihrer genialen Meister und deren schärferen Waffen, heutigen Tags einen Gipfel ein, wie ihn vor 40 Jahren Lobstein's wärmste Prophezeiung nicht geahnt hatte; wohl ist darum sein unvollendet Werk von der Tagesordnung längst verschwunden, und nur mehr unter die historischen Quellen versetzt; — aber dennoch müssen wir ihm gerechter Massen wenigstens das Verdienst belassen, nicht bloss eines der ersten, sondern auch der reifsten und klarsten gewesen, und hierdurch seinen Nachfolgern zur wissenschaftlichen Basis und Richtschnur geworden zu sein. Diesen Standpunkt theilte auch das kritische

Urtheil jener Zeit. Dr. Vidal schliesst seinen längeren Bericht mit den Worten : ‚Je recommande cet ouvrage à tous les médecins : il mérite qu'on le lise et qu'on le médite[38].' In gleicher Weise spricht sich ein anderer Recensent aus, dessen Worte auch für den Ruf des Museums charackteristisch sind[39].

Auch von dieser Arbeit hatte der Autor ein Exemplar an die Académie eingesandt, worauf deren Secretär Flourens ihn benachrichtigte, dass dies Werk zur Mitbewerbung um den ‚Preis für Medizin', gestiftet von Montyon (1733-1820), zugelassen worden sei, jedoch erst nach seinem vollständigen Abschluss eine Entscheidung erfolgen könne.

[38] ‚La Lancette française,' Gazette des hôpitaux civils et militaires. Paris. Tom. I, Nr. 57, vom 12 mars 1829.

[39] ‚Gazette médicale de Paris.' Tom. II, Nr. 2, 11. Januar 1834: ‚Toutes ces parties sont plus complétement traitées, que dans aucun autre ouvrage de ce genre. A un fond très-riche d'observations propres l'auteur joint partout une vaste érudition. Tous les matériaux sont coordonnés avec méthode et exposés avec clarté, ce qui fait que le traité d'anatomie pathologique de M. Lobstein peut être considéré comme *un des plus classiques que la science possède aujourd'hui.* Son ouvrage est déjà traduit en allemand, parce qu'en Allemagne plus que dans tout autre pays, on se pique de connaître les meilleures productions de l'étranger. Une circonstance enfin, qui donne du prix à ce travail, c'est que la plupart des productions morbides, décrites par l'auteur, ont été conservées au *Musée d'anatomie de Strasbourg.* Cette collection anatomique, qui, de l'aveu de tous ceux qui ont eu occasion de la voir, est *la plus belle et la plus complète en ce genre,* doit en grande partie sa richesse à M. Lobstein. Un ouvrage remarquable d'anatomie pathologique a donc naturellement dû naître au sein d'une faculté, qui se glorifie de posséder *la première des collections d'anatomie pathologique qui existent.*'

Zwischen dem ersten und zweiten Bande der ‚Anatomie pathologique‘ liegt ein Zeitraum von 4 Jahren. Dies erklärt sich aus der zunehmenden Ueberbürdung von Berufs- und amtlichen Geschäften, die dem Verfasser zur Fortsetzung seiner Arbeit meist nur Nächte übrig liessen. Dahin gehören: seine Theilnahme an der, seit 1814 in's Leben gerufenen, ‚Société de bienfaisance‘, und am ‚Conseil de salubrité‘, der regelmässige Berathungen hielt und seinen Mitgliedern wissenschaftliche Untersuchungen und Referate auferlegte[40]; die Sitzungen des academischen Senats und die Pflichten des Dekanats, das er wiederholt bekleidete, und wodurch er bei feierlichen Gelegenheiten zu Reden und Vorträgen veranlasst wurde, unter denen wir, ausser den bereits erwähnten, einen ‚*Discours sur les avantages des établissemens cliniques*‘[41] als besonders gediegen und überzeugend hervorheben wollen; endlich seine Wirksamkeit in der mehrerwähnten ‚Société des sciences, agriculture, etc.‘, deren Annalen er durch drei weitere Abhandlungen[42] bereichert hatte; denn

[40] Eine solche Arbeit bildet Lobstein's ‚Instruction populaire sur le choléra morbus et rapport, fait à l'intendance sanitaire du département du Bas-Rhin par son comité médical‘. 1832. 8. Dieselbe war durch die Ausbreitung veranlasst, die diese Seuche von Paris bis Metz und Nancy bereits genommen, so dass man ihrem Ausbruch im Elsasse täglich entgegen sah; allein sie kam damals nicht über den Vogesenpass.

[41] Prononcé à la séance publique de la faculté de médecine en Décembre 1829 pour la distribution des prix pour l'année scolaire 1828-1829. Strasbourg, Levrault. 1830. 4. (Vid. Beilage Nr. XI.)

[42] Separat-Abdrücke aus: ‚Nouveaux mémoires de la Société des sciences, agriculture et arts du département du Bas-Rhin.‘ Paris et Strasbourg. Levrault. 1832.

sein *Mémoire sur la paralysie du poumon;* seine *Observations sur quelques maladies, dont la nature et le siége n'ont pu être déterminés ni avant ni après la mort;* und ‚*Histoire de l'épidémie varioleuse, qui a régné dans le Département du Bas-Rhin dans les années 1825 et 1826*', enthalten ebenso wissenschaftlich interessante Mittheilungen, als schätzbare praktische Winke auch noch für unsere Zeit.

Als zu Herbst 1833 der zweite Band endlich gedruckt vor ihm lag, freute sich Lobstein seines Anblicks, und sah bereits im Geiste auch den dritten, dessen Material nur redactioneller Ordnung und Durchsicht noch bedurfte, um in die Welt zu treten. Diese Arbeit, die er mit gewohntem Feuer sofort in Angriff nahm, gedachte er in wenigen Monaten fertig zu liefern, allein leider beeinträchtigten hiebei den thätigen Mann sowohl zunehmende Augenschwäche und öftere Schwindel-Anfälle, ohne Zweifel Folgen seiner Studir- und Lebensweise, als auch das beginnende Unterleibsleiden, dessen Opfer er nur zu bald werden sollte.

Mitten in diesem Ringen zwischen Natur und Willenskraft, welch' letztere noch immer Siegerin blieb und manch düstere Ahnung durch desto fieberhafteres Arbeiten zu ersticken wusste, traf ihn Ende Aprils 1834 ein Dekret Guizot's, damaligen Ministers des öffentlichen Unterrichts, mit der Ernennung zum ‚Ritter der Ehrenlegion', dessen Insignien der Oberpräfect, Choppin d'Arnouville, ihm einige Tage später überreichte. So wenig Lobstein's schlichter Sinn jemals an andere Auszeichnung, als die seines Namens in der Wissenschaft, gedacht hatte, so erfreute ihn doch dies äussere Anerkennungszeichen um so mehr, da er in Erfahrung gebracht, dass kein Geringerer, als Cuvier selbst, es beim Könige Louis-Philippe persönlich befürwortet und für ihn erbeten hatte.

Im September des gleichen Jahres wohnte er der Naturforscher-Versammlung in Stuttgart bei, und hielt in deren medizinischer Section einen längeren Vortrag über einige organische Krankheiten der Lungen, der nachträglich auch im Druck erschien[43].

Hier, in der weinumrankten Residenz des heiteren Schwabenlandes, beim grünen Neckarstrande zu Cannstadt, bei dem Festmahl auf dem Rosenstein und der Herbstfeier der jungen Winzerinnen zu Ehren der gelehrten Gäste auf der Silberburg, beim Wiedersehen lange vermisster Freunde, da ging auf's Neu' ihm das Herz auf, und er verbrachte vor Anderen mit Nægelé und Puchelt aus Heidelberg, dessen Versammlung von 1829 er gleichfalls besucht hatte, ebenso anregende Tage, als genussreiche Abende. Waren doch solche wohlthätige Abwechslung und Zerstreuung ihm bisher nur selten vergönnt, und sollten doch diese seine letzten werden. Denn noch in Stuttgart hatte sein Leiden sich neuerdings zu regen begonnen, und ihn

43 Derselbe französisch in: ‚Archives médicales de Strasbourg.' 1er cahier 1835 et 3me cahier ibid. als ‚Recherches sur quelques maladies organiques du poumon.'

veranlasst, sich dort durch Breschet untersuchen zu lassen, wobei jedoch seine Vermuthung von Blasensteinen sich als irrig erwies. Auch verschafften ihm die Bäder von Wildbad, das er auf der Rückreise besuchte, wesentliche Erleichterung, so dass er den Winter von 1834 auf 1835 anfangs wieder den Berufsgeschäften widmen konnte, später aber, bei zunehmender Kälte, meist in seiner Bibliothek bei den Manuscripten zubrachte, und sich auf dem Katheder, wie in der Klinik, durch seinen Collegen, Prof. Ehrmann, der sein Nachfolger wurde, vertreten lassen musste.

Aus jenen trüben Wintertagen datirt, gleich der letzten Lichtwelle eines erlöschenden Funkens, jene kleine Schrift: ‚*Essai d'une nouvelle théorie des maladies, fondée sur les anomalies de l'innervation*‘ [44], die seinen literarischen Schwanengesang bildet, und in der Absicht verfasst scheint, bei voraussichtlicher Nichtvollendung seines Lehrbuchs die gelehrte Welt wenigstens auf die Quintessenz desselben und das Endziel seines Systems, das er auf Grund vieljähriger Erfahrung und wissenschaftlichen Forschens als das richtige erkannt zu haben glaubte, schliesslich noch hinzuweisen.

Diese Broschüre enthält den Versuch, die vorerwähnte ‚neue Nosologie‘ in allgemeinen Zügen zu skizziren. Ihre Grundidee ist wieder jene Hypothese

[44] Paris et Strasbourg, chez Levrault. 1835. 8. (vid. Beilage Nr. X.)

von der ‚nervösen Atmosphäre‘, die übrigens Männer wie Legallois, Dupuytren, Wilson Philipp, Reil und Humboldt getheilt haben. In dieser Atmosphäre, die, von den Centralorganen ausgehend, durch die Nerven als Conductoren fortgeleitet werde oder deren Substanz durchdringe, und den ganzen Organismus erfülle, namentlich aber die Blutgefässe anrege, erblickt Lobstein das eigentliche Lebensprincip, d. h. den Urheber, Träger und Verbreiter der vitalen Kraft sowohl im normalen Zustande, wie bei krankhaften Veränderungen der Organe. Darum versteht er unter ‚Krankheit‘ nur einen regelwidrigen Lebensprozess, dessen Grundbedingungen zu erforschen und Verlauf zu beobachten, man künftig die Thätigkeit des Nervensystems gründlicher studiren müsse (une étude plus approfondie!).

Ob diese Theorie ihn am Ende noch weiter geführt, ob er daran gedacht hätte, jene belebende Nervenatmosphäre vielleicht identisch zu halten mit dem, was wir ‚Seele‘ nennen? Und noch weiter, ob diese Atmosphäre im Körper des Menschen nicht etwa jener in der Natur, im Weltorganismus, qualitativ nahe verwandt sei? Und endlich noch weiter?... Seine hinterlassenen Privatschriften gestatten uns wenigstens darüber keinen Zweifel, dass er Gott lediglich in der Natur gesucht und angebetet habe.

Es musste den so thätigen Mann auf das Tiefste schmerzen, sich bei gesundem und noch schöpferischem Geiste seinem Wirkungskreise schon entrückt zu sehen, und die Gewissheit ihn beugen, dass er sein Lebenswerk und den Bau seines Systems unvollendet lassen werde; und doch bot er gerade in jenen Tagen ein Bild von Sanftmuth, Geduld und Selbstbeherrschung, das fast noch überwältigender, als der Schmerz, war, den der Anblick seiner Leiden gewährte, und arbeitete trotzdem fort, so Viel er nur konnte. Seine Collegen Cailliot, Ehrmann, Aronssohn, Lereboullet, seine Assistenten und zahlreichen Schüler liessen es dabei an Hülfe, Rath und Ermunterung ebensowenig fehlen, als die täglichen Besuche und Nachfragen aus Hospital und Stadtpraxis ihm anderseits erhebende Beweise waren von der Theilnahme und hohen Achtung, die man ihm allenthalben zollte.

Als gegen Ende Februars in seinem Befinden Besserung eingetreten, und mit dem Lenz verheissenden Sonnenlichte ein neuer Hoffnungsstrahl auch in seine Seele gedrungen war, da unternahm er, um bei der lang entbehrten Luft sich zur Wiederaufnahme der Klinik zu stärken, eine mehrstündige Ausfahrt ohne die nöthige Vorsicht zu beobachten. Schon in der Nacht traten die heftigsten Symptome akuter Nephritis auf, die, von Diphtheritis und typhösem Fieber begleitet, seinem Leben schon nach sieben Tagen ein Ziel setzte. Er entschlief sanft und bewusstlos in den Armen seiner Familie am frühen Morgen des 7. März 1835, nicht ganz 58 Jahre alt.

Seine Section, die er selbst genau vorgezeichnet hatte — sogar der Rückenmark-Canal musste geöffnet werden[45] — ergab: ungewöhnlich grosses Gehirn und Herz, sowie normale Lungen; dagegen Entzündung mit reichlichem grauem Exsudat vom Schlunde bis zum Magen, dessen Schleimhaut bei der Cardia zerstört war; im Darme typhöse Infiltration; eiterige Destruction der linken Niere und ditto Infiltration der Neben-Niere; Verdickung der Blasenwände (vessie à colonnes) nebst hochgradiger Hypertrophie der Prostata[46].

Lobstein's Grab befindet sich auf dem St-Helenen-Kirchhofe vor dem Steinthore, an der Seite seiner Mutter, die ihm seit 16. December 1830 vorangegangen war. Der Grabstein und die ihn beschattende Trauerweide haben durch die Beschiessung von 1870 arg gelitten: eine französische Granate hatte letztere total zersplittert, und von ersterem eine obere Ecke hinweggerissen. Bekanntlich lief eine Haupt-Parallele der Belagerer mitten durch diese Stätte des Friedens.

Seinen frühzeitigen Hingang beklagten nicht bloss seine zahlreichen Freunde, Schüler und Mitbürger — den lorbeergeschmückten Sarg hatte, nach der Einsegnung in der ‚Neuen Kirche‘, die halbe Stadt hinaus begleitet, — sondern auch die Männer der

45 Wenige Tage vor seinem Ende liess er auch den Anatomie-Diener zu sich rufen, und sagte ihm: ‚Michel! Er weiss, was ich unter einer ‚complêten‘ Section verstehe? Nun! ich will ‚complêt‘ secirt sein, darum vergesse Er ja keines der nöthigen Instrumente mitzubringen.‘ — Diesem Befehle wurde pünktlich entsprochen.

46 Letztere Objecte wurden, unseres Wissens, mit Bewilligung der Angehörigen unter die Präparate des Museums aufgenommen. Der ausführliche Obductionsbericht stammt von Herrn Prof. Ehrmann.

Wissenschaft, seine Collegen, vor Allen die Anstalten, deren Gedeihen seine unermüdliche Sorge war, trauerten um seinen Verlust, und widmeten seinem Verdienste ehrenden Nachruf. So, ausser den bereits citirten Denk- und Grabreden von Ehrmann, Cailliot, Lereboullet und Hirtz, jene der Candidaten A. Heisch und Fr. Schüré, und Seitens der medizinischen Facultät die Stiftung einer grossen Gedenktafel von schwarzem Marmor, welche im Museum der patholog. Anatomie den Namen seines Gründers und ersten Directors in Goldschrift verewigen soll[47].

Dass seine Leistungen auch das Ausland zu würdigen verstand, beweist die grosse Zahl gelehrter Körperschaften, die Lobstein zu ihrem correspondirenden, bezw. Ehrenmitgliede, ernannt hatten, und deren chronologisches Verzeichniss wir diesen Blättern anreihen werden. Hier finde nur die Bemerkung Platz, dass die zuletzt Aufgeführte dieser fremdländischen Corporationen, die ‚Société des sciences, lettres et arts d'Anvers', den Namen des kaum ernannten Mitglieds auch im Tode zu ehren verstand, indem sie, auf die Kunde von dessen mittlerweile erfolgtem Ableben, trotzdem die Ausfertigung des Diplôms und seine Uebersendung an die Hinterbliebenen einstimmig beschloss und vollzog.

47 Ihre Inschrift lautet: ‚Viro præclaro, optimo collegæ, suavissimo amico, Dom. Joh. Frid. Lobstein, medicinæ clinices nec non anatomiæ pathologicæ Professori egregio, Directori hujus Musei grata Facultas medica Argentoratensis, anno MDCCCXXXV.'

In Vorstehendem haben wir Lobstein's wissenschaftliche Carriere zu schildern versucht, und an die Verdienste erinnert, die seinem Namen einen ehrenvollen Platz in der Geschichte der Medizin sichern werden. Jetzt, da diese Bahn nunmehr abgeschlossen vor uns liegt, möge ein kurzer, resumirender Rückblick uns verstattet sein.

Anatomie und Physiologie, die Lehren von der Wahrheit todter Gewebe, wie ihres lebenswarmen Wirkens, bilden das solide Fundament seines Wissens und begeisterten Forschens. Sie führen ihn bald zur Selbständigkeit. Die Räthsel der Entwicklungsgeschichte reizen seine Wissbegierde, und treiben ihn, deren Lösung bei der Vergleichenden Anatomie zu suchen. Eine gründliche, wenn auch vorübergehende, Beschäftigung mit den Hauptfragen der Gerichtlichen Medizin wird seinen bisherigen Anschauungen nur förderlich, und vermittelt den leichteren Uebergang zum weiten Gebiete der praktischen Geburts- und Heilkunde. Hier findet er zur Bereicherung seiner Erfahrungen, wie der bereits angelegten anatomischen Sammlung, Material in Fülle: es entsteht das anatomisch-pathologische Museum, dessen Lehrorgan der neue Katheder, dessen geistige Verkörperung aber sein Lehrbuch bilden. Aber damit nicht genug. Sein unermüdlichsinnender Geist strebt von den nackten Thatsachen aufwärts, um des Lebens, der Gesundheit wie der Krankheit, Quellen in höheren Regionen zu suchen und mit scharfem Blicke dort zu beobachten: seine pathologische Anatomie steht auf dem Punkte, ihren Aufbau mit der pathologischen Neurologie zu krönen. Denn seine Absicht, wie aus der letzten Schrift hervorgeht, war ohne Zweifel, am Schlusse seines Werkes auf die Priorität des Nervensystems, als desjenigen Factors, dem, wie bei normalen, so auch bei anormalen Functionen der Organe die Hauptrolle zufalle, eindringlichst und mit eigenster Ueberzeugung hinzuweisen.

Somit können wir behaupten: Lobstein ist durch anatomische Forschung und physiologische Beobachtung als pathologischer Anatom schliesslich zur Neuro-Pathologie, und von dieser zu einer neuen Nosologie geführt worden. Sein Verdienst hiebei beruht auf der Solidität seines Strebens, auf dem idealen Standpunkte, zu dem er seine Wissenschaft erhob, und auf der Ueberzeugungstreue, womit er für deren Entwicklung bis zum letzten Athemzuge gekämpft hat.

Der bisherigen Schilderung von Lobstein's Lebens- und geistigem Entwicklungsgange müssen wir zur Vervollständigung seines Bildes nunmehr auch die Hauptzüge seines Charakters und Privatlebens folgen lassen.

In seltener Uebereinstimmung und wohlthuendem Gleichgewichte sehen wir hier die Vorzüge des Gelehrten mit den Tugenden des Menschen. Derselbe Eifer, dieselbe Gewissenhaftigkeit und Treue, die nemliche grosse Bescheidenheit, wie sie wahrem Verdienste eigen, waren auch die Zierden seines Privatcharakters und der Stolz seiner Freunde. Seiner Pietät gegen Eltern und Wohlthäter, seiner Milde und Menschenfreundlichkeit, welche schon aus seinen Blicken sprachen, und der tiefgewurzelten Wahrheitsliebe, die den Gedanken, wie die Hand, in gleich lebendiger Weise leitete, haben wir bereits gedacht. Ebenso des Umstandes, dass er, nach Besserung seiner eigenen Lage, seine Mutter zu sich nahm, und für die Existenz und Ausbildung seiner jüngeren Brüder besorgt war. Später liess er sogar auch noch Kinder derselben in seinem Hause erziehen.

Hierin lag wohl die Ursache, weshalb er so spät an die Gründung einer eigenen Familie dachte, und sich erst mit 49 Jahren mit der Tochter eines ehemaligen Studiengenossen aus der École de Médecine, des Medizinalraths Dr. Fr. Pauli in Landau, verheirathete. Trotz der bedeutenden Alters-Verschiedenheit war diese Ehe, aus der ein Sohn hervor ging, gleichwohl eine äusserst glückliche, indem der Gattin gemüthvoller Sinn, mit dem seinigen harmonirend, ihm die wenige Musse, die er dem Familienkreise zu widmen hatte, zur wahren Lebensfreude und Erholung zu machen wusste.

Für diese Hingebung und Liebe, die fast wie ehrfurchtsvoll zu ihm empor sahen, war sein empfängliches Herz unendlich dankbar und bisweilen sogar schwärmerisch gestimmt.

‚Es ist 11 Uhr vor Mitternacht,‘ — schreibt er der Abwesenden — ‚ich sitze an meinem Schreibtisch; Alles ist still um mich; die Natur selbst ist ruhig, der Himmel hell und der Vollmond scheint sanft und freundlich in mein Zimmer. Vielleicht betrachtest du ihn in dem nämlichen Augenblick, und unsere Gedanken begegnen sich. Möchten die meinigen doch sich so verkörpern, dass sie sich deinen Sinnen fühlbar darstellen! Alsdann würdest du dich überzeugen, mit welch innigem Gefühl und mit welchem treuen Herzen ich an dir hänge und dich zu lieben fähig bin. Lass mich hier schliessen, lass mich kein Wort mehr hinzu setzen, denn ungern möchte ich die Empfindungen schwächen, die sich in meinem Innern regen, von denen meine Brust voll ist, und die ich dir in keiner Sprache auszudrücken vermag.‘ So viel zum Einblick in sein eheliches Leben, dessen er sich nur 9 Jahre lang erfreuen sollte.

Dass er auch als Vater, wie wenig er sich immer mit der Erziehung des Kindes befassen konnte, von beispielloser Zärtlichkeit gewesen, brauchen wir nach den Erzählungen aus seiner Kinderpraxis nicht mehr hervor zu heben. In dieser Beziehung genüge die Stelle eines Briefes, wo er unter Anderem äussert: ‚Du glaubst nicht, wie wohl es mir thut, wenn man das gute Kind lieb hat, wenn man sich mit ihm abgibt, wenn man mir etwas von ihm erzählt, ja! wenn man mir nur seinen Namen nennt. Den ganzen Tag bin ich in Gedanken bei Euch.‘

Zum Schlusse seines Charakter- und Familienbildes können wir uns nicht versagen, eine andere Stelle anzuführen, die von seinem regen Sinn für Natur und deren Wirkung auf sein Gemüth den sprechendsten Beweis liefert.

‚Wäre nur Heidelberg‘ — schreibt er im Mai 1826 — ‚nicht so weit! Doch dieses besuchen wir einmal mit einander, wandeln dort Arm in Arm unter den Ruinen des alten Schlosses, gedenken der vergangenen Zeit, und freuen uns der gegenwärtigen, die uns so wunderbar zusammengeführt und auf ewig vereint hat! Nicht, dass ich eines Bergschlosses nöthig hätte, um dergleichen Gedanken Raum zu geben, aber ich kann nicht von Bergen, Ruinen, Thälern, Flüssen und Naturscenen sprechen, ohne dass sich Alles in meiner Brust hebt, ohne dass meine Ideen einen höheren Schwung bekommen, ohne dass sich meine Empfindungen, so zu sagen, veredeln, und ohne dass ich mit dankbarem Herzen meine jetzige Lage erkenne und preise! Wie arm sind in meinen Augen diejenigen, die das nicht kennen, und wie vereinzelt stehen sie in der grossen, weiten Welt! Doch, wohin führt mich meine Phantasie? und wie leicht laufe ich nicht Gefahr, dich in eine schwermüthige Stimmung zu versetzen, wenn ich fortführe, mich meiner Einbildungskraft zu überlassen?‘

Welche Eindrücke und Empfindungen würde solcher Sinn erst von dem Anblicke des wogenden Meeres, von dem ewigen Eise der Alpen, von der nicht weniger ewigen Jugend Italiens empfangen haben? Leider hat Lobstein die Welt wenig gesehen. Ein kurzer Ausflug in's Oberelsass, nach Basel und dessen Umgebung, als Student, ein flüchtiger Aufenthalt im Jahr 1823 in Paris; die erwähnten gelehrten Versammlungen zu Heidelberg und Stuttgart; die Begleitung seiner Frau nach Bad Ems; und eine kleine Rheinreise im September 1833 per Dampfboot (damals ein Novum) mit seiner Familie bis Coblenz, mit der Rückreise über Frankfurt und Darmstadt — das war Alles, was er im Leben Fremdes gesehen. Auch fand er am Reisen, schon wegen der beschwerlichen Gelegenheiten jener Zeit, überhaupt wenig Gefallen; am Zufriedensten fühlte er sich im täglichen Einerlei, in stricter Berufserfüllung, bei seiner kleinen Familie, und am nächtlichen Studirtische.

Sein Interesse für Kunst war nicht minder gross, als seine Begeisterung für Natur. Beim Anblick eines plastischen Werks oder eines Gemäldes, namentlich von Naturscenen, stand er oft lange Zeit in Gedanken versunken, oder gerieth manchmal plötzlich in lautes Entzücken[48]. Diesen Kunstsinn bezeugten denn auch seine Wohnräume und Bibliothek: ihre Wände und Schränke waren über und über bedeckt und geziert mit werthvollen Kupferstichen und Büsten von Philosophen und Aerzten. Für Musik war er besonders

[48] Vid. Note 25. Discours von Cailliot.

empfänglich, namentlich für deutsche; sie allein vermochte ihn zuweilen von Büchern und Schriften hinweg in's Theater zu treiben, wo in den Jahren 1832 und 1833, nach Beendigung der französischen Saison, eine deutsche Operngesellschaft in einem Cyclus von Vorstellungen die Tonschöpfungen eines Mozart, Beethoven, Weber, Rossini, Meyerbeer u. A. in vollendeter Weise zur Aufführung brachte. Von solchen Abenden pflegte er, wie verjüngt, die beliebteren Melodien mit nach Hause zu bringen, und auf dem Klaviere nachzuklimpern; auch meinte er oft, ‚Musik müsse ihm mehr, als manchem Anderen, sagen; sie erwecke in seiner Seele bisweilen Gedanken, die vielleicht nicht einmal der Componist selbst gehabt habe.‘ Es waren dies die musikalischen Wiederklänge jener Heidelberger Schloss-Phantasien, die ein Beweis mehr sind für die ideale und Gemüths-Seite Lobstein's, die vielleicht Mancher unserer Leser bei dem strengen Gelehrten bisher nicht vermuthet hatte.

Mit Literatur sich eingehender zu befassen, fehlte es dem vielbeschäftigten Manne an erforderlicher Musse; doch hatte er sich die gehaltvolleren Schöpfungen der deutschen, wie der französischen, Geistesheroen zu eigen, und von klassischen Stellen und Maximen häufig Excerpte gemacht, für die er sich sogar ein besonderes Album hielt. Ausserdem las er die Werke Shakespeare's, Milton's und Tasso's in der Ursprache, und mit Vorliebe den Homer. Zu solcher Beschäftigung gelangte er jedoch nur auf Reisen oder bei kurzen Ferienbesuchen in Landau. Eine Aufführung von Lessing's ‚Nathan' im Hoftheater zu Stuttgart hatte sein Gemüth dermassen ergriffen, dass er jene ganze Nacht schlaflos, und die goldenen Wahrheiten dieser Offenbarung fort und fort recitirend zubrachte.

Die einzige Leidenschaft in Lobstein's Privatleben, der er sich, wenn er einmal dabei war, oft Stunden lang überlassen konnte, bildete sein reiches Münz- und Antiquitätencabinet und das Studium der betreffenden archäologischen Quellen. Erinnern wir uns seiner Familie von Mutterseite, der Einwirkung jenes alten Onkels Rambach, der väterlichen Bibliothek, wo er auf Historie und alte Klassiker das Hauptgewicht gelegt sah, des Nimbus um Schœpflin's Bild, und der gediegenen, wie anregenden Vorträge eines Oberlin und Schweighäuser, so begreifen wir nicht nur den Reichthum historischer Kenntnisse, die Lobstein's gelehrte Schriften illustriren, und die ciceronianische Reinheit seiner Sprache und Schrift, sondern wir erklären uns auch seine Liebhaberei für Sammlung ausgegrabener Gefässe, Waffen und Münzen zunächst aus Elsass's Römerzeit und Mittelalter, dann aber durch Geschenke[49] auch vieler werthvollen griechischen und römischen Münzen,

[49] Namentlich von der Grossfürstin Helene von Russland, die einen grossen Theil der ihr geschenkten pompejanischen Fundgegenstände an Lobstein, mit dem sie bisweilen correspondirte, und dessen jüngster Bruder ihr Geheimer Secretär war, als Andenken zu übersenden befahl. Durch Vermittlung eines Freundes gelangten hiezu auch kleinere Geräthe aus China und Japan.

ägyptischer, pompejanischer Funde, und Mosaiken aus Rom's Kaiserszeit : eine Sammlung, die sich allmählig zu einem ansehnlichen Cabinet gestaltete, und deren numismatischer Theil, aus circa 3000 Gold-, Silber- und Kupfermünzen bestehend, von Lobstein selbst, oft mit der Lupe, entziffert und chronologisch geordnet wurde. Dies Cabinet, dem er die zugehörige Literatur in zahlreichen Bänden und Kupfertafeln, sowie eine Menge mittelalterlicher Chroniken und Urkunden beigesellt hatte, erfuhr zwar nach seinem Tode seitens der Universität ein glänzendes Angebot, allein es blieb trotzdem seiner Familie erhalten, für die es als Andenken an sein Privat-Wirken nicht minderen Werth, als jenes reiche Museum für die Wissenschaft, und speciell für die Universität Strassburg, hat. Wollten wir aber für diese Vorliebe für Alterthumskunde und deren Studium in der ärztlichen Welt nach einer Parallele suchen, so könnte solche vielleicht in jenem Arzte zu Montpellier, dem später durch Reisen wie Schriften so berühmt gewordenen Archäologen, Spon (1647-1685) gefunden werden.

Sogenannte Lebensgenüsse und gesellschaftliche Freuden suchte er zu meiden. In grösseren und lauteren Cirkeln blieb er meist still, in sich gekehrt; dagegen zeigte er in kleineren, gemüthlicheren Kreisen ungezwungene Heiterkeit, ja sogar Neigung zu Scherzen. Im Allgemeinen sprach er wenig, aber wenn er sprach, geschah's mit einer gewissen Wärme und Nachdruck. Beim Mahle war er mässig; Kaffe, Wein und Spirituosen nahm er nie, und zählte, wie König Jacob I. von England, den Tabak unter die gesundheitswidrigen Kräuter.

Von seiner täglichen Lebensweise, die wir übrigens bereits kennen, sagt er selbst: ‚Meine Ferienzeit bringe ich allermeist zu Hause zu, und vor Mitternacht gehe ich nie zu Bett; zuweilen wird es auch 1-2 Uhr. Dabei ist meine Gesundheit vortrefflich, und was ich auf diese Weise für ein grosses Stück Arbeit fertig kriegen kann, magst Du dir leicht vorstellen.... Du siehst aus dieser kurzen Darstellung, dass meine Lebensweise, obwohl ziemlich einförmig, doch auch nicht ganz ohne Reiz ist. Die Erfüllung meiner Pflichten umfasst mein ganzes Wesen.‘

Um Politik hatte er wenig Zeit sich zu kümmern; die Journale, französische und deutsche, auf die er abonnirt war, nahm er nur sehr flüchtig zur Hand. Seine Richtung war conservativ, dem Königthume ergeben, wie sehr im Uebrigen auch sein Geist freisinnig gewesen, und dem Fortschritte der Humanität huldigte. Hatte er doch der Revolution Gräuel und Schrecknisse zu lange gesehen, ja! in seiner eigenen Familie zu bitter empfunden, um republikanisch oder demokratisch gesinnt zu sein, und konnte doch der, sonst so gelassene Mann, sogar in Eifer und Hitze gerathen, wenn er junge Brauseköpfe von Republik schwärmen hörte. Noch mehr! Als zur Zeit der Julirevolution von 1830 man auch in Strassburg Gewaltscenen befürchtete — man drohte mit Sprengung der

Pulverthürme — da schlief er, eingedenk jenes Abends, da sein Vater hinweggeschleppt ward, keine Nacht mehr sorglos, und äusserte mehr denn Ein Mal: ,lieber, als dass ich eine zweite Revolution erlebe, packen wir auf und ziehen nach Heidelberg.'

Wie sehr er die hervorragenden Eigenschaften und Vorzüge der französischen Nation, ihren gewandten, erregbaren Geist, den praktischen Sinn und die Erfindungsgabe, die Feinheit und Eleganz ihrer Formen und Bewegungen, ihre Fortschritte und Verdienste auf dem Gebiete der Cultur und Humanität zweifellos anerkannte und bewunderte, so war er nach seinem innersten Wesen doch nimmermehr ihr Sohn. Denn deutsch waren, wie wir sahen, nicht bloss seine Ahnen, Eltern und Geburtsort, sondern auch seine Erziehung, sein Studium, sein Herz, seine Empfindungsart, seine Albums und Notizbücher; deutsch seine Biederkeit, und seine Lieblings-Sprache. Dieser bediente er sich im Familien- und Freundeskreise ausschliesslich, und übte sie, schon von der Mutter her, mit einer Reinheit und einem Accente, dass man in ihm den Professor eines französischen Lehrstuhls wahrlich nicht gesucht haben würde. Von seiner französischen Sprachweise haben wir bereits geredet.

Lobstein's Aeusseres entsprach vollkommen dem Innern. Bescheiden, wie sein Sinn, war auch seine Erscheinung schlicht und anspruchslos; nur in wissenschaftlichen Fragen oder am Krankenbette verriethen die Sicherheit und Ruhe seines Auftretens das

Selbstgefühl erfahrungsreichen Wissens und unerschütterlichen Glaubens; seine Sanftmuth und Menschenliebe — Ehrmann bezeichnet sie ‚douceur angélique' — leuchteten aus Blick und Zügen, die ihm schon von vorn herein alle Herzen zuwandten.

Er war von wenig mittlerer Grösse, und kräftiger Constitution, etwas untersetzt und breitschulterig, aber dabei doch ebenmässig und feingliederig gebaut. Seine hohe, breite Stirne, von blondem, reichgelocktem Haar umwallt, trug die Spuren seiner einzigen Lebens-Maxime, die er gegen sein Lebensende in die Worte zusammenfasste: ‚Ich wusste von keiner anderen Neigung, als derjenigen, mich zu unterrichten, und hatte keinen anderen Ehrgeiz, als den, mich in der wissenschaftlichen Laufbahn bemerkbar zu machen, und in den Fussstapfen meiner Ahnen zu wandeln.'

Werfen wir nun, da wir am Ende dieser Lebensbahn angelangt, auf dieselbe einen allgemeinen Rückblick, so finden wir sie charakterisirt durch zwei hervorragende Momente: durch rastlosen Fleiss eines schöpferischen Willens, und seltenen Adel des Herzens. Jenem verdankt Strassburg die Priorität eines anatomisch-pathologischen Museums und Lehrstuhls für diese Wissenschaft in Frankreich; verdankt die medizinische Welt überhaupt die Anlage eines der ersten Lehrbücher über pathologische Anatomie, sowie manche andere schätzenswerthe Studie, und Winke in Menge zu weiterer Forschung; Diesem schuldeten zahllose Leidende, Rath und Trost Bedürftige, Schüler und Freunde durch mehr denn 40 Jahre jene Gefühle und Segnungen, wie sie nur wahre Grossherzigkeit zu spenden vermag; Diesem aber, in harmonischem Einklange mit Jenem, verdanken, wie gesagt, noch heute die Jünger der Heilkunst ein Musterbild für den Beruf eines Arztes, dessen Verdienste der Tod nicht anrührt.

In diesem seltenen Gleichgewichte des gediegenen Gelehrten und gediegenen Charakters beruht sonach auch der seltene Werth von Lobstein's Leben und Wirken.

Aber, noch auf einen Vorzug dieses Wirkens — in unseren Augen kein geringer für die Universität Strassburg — wollen wir schliesslich aufmerksam machen. Wir sehen nämlich in Lobstein den getreuen Ausdruck deutscher Denkart auf französischem Lehrstuhle, und, so zu sagen, den Vermittler zwischen französischer und deutscher Methode des Studiums, und dürfen daher wohl behaupten, dass gerade durch diese geistige Mission das Element der Gründlichkeit für die Wissenschaft dort gewahrt blieb.

Nicht umsonst behandelten die Gelehrten der Academie von Frankreich Lobstein als den Ihrigen; nicht umsonst hatten auf ihn deutsche Hochschulen ihr Augenmerk, wie 40 Jahre früher auf seinen Onkel, gerichtet, dessen Wahlspruch war: „sei tugendhaft und strebe nach Licht'; nicht umsonst endlich hatte auch der Neffe in diesem Geiste gelebt und gelehrt, und war das letzte Wort, das sterbend seine Lippen hauchten, noch der Gedanke: — ,Vorwärts'!

BEILAGEN.

Von Lobstein's Schriften wählen wir hierher nur diejenigen, welche sowohl seinen Entwicklungsgang, als seine Grundlehre veranschaulichen, und wissenschaftlich die bedeutendsten sind. Wir beschränken uns hierbei auf kurze Referate und Hervorhebung ihrer Hauptelemente, indem eine eingehendere oder gar kritische Behandlung des Stoffes ausserhalb der Grenzen unserer Aufgabe liegt.

I.

‚Recherches et Observations anatomico-physiologiques sur la Position des Testicules dans le bas-ventre du Fœtus et leur descente dans le Scrotum', vom Jahr 1801.

Wir beginnen mit dieser Abhandlung, weil sie des Verfassers ‚Erstlingsarbeit' ist, und sowohl die Richtung seiner Thätigkeit, als auch die Methode, diese zu üben, kundgibt.

In 50 enggedruckten Octavseiten widmet er diesem Thema, das er drei Jahre hindurch zum Gegenstande besonderen Studiums gemacht hatte, die Betrachtung der Fragen:

a) Warum steigen die Hoden aus ihrer ursprünglichen Lage?
b) Durch welchen Mechanismus geschieht dies?

und beantwortet dieselben in zwei Abschnitten, indem er I. den Zustand der Hoden sowohl vor, wie nach ihrem Herabsteigen, und II. die Ursachen dieser Lageveränderung vom anatomisch-physiologischen Standpunkte näher betrachtet.

ERSTER ABSCHNITT.

a) Zustand der Hoden vor ihrem Herabsteigen.

Anatomie und Topographie des Hodens, wobei die Bemerkung, dass er denselben niemals dicht unter den Nieren, sondern stets näher beim Leistenringe, und bisweilen noch vor der Maturität herabgestiegen, fand. Eine Bauchfell-Falte dient ihm als erstes Ligament. Historische Quellen über die Ligamente (Haller, Sharp u. Pott, Hunter, Lobstein sen., Camper, Girardi, Palletta, Vicq-d'Azyr, Brugnoni, Wrisberg, Osiander). Hunter's ‚Gubernaculum testis', von fibröser Natur, ähnlich dem Ligamentum rotundum uteri, und sehr gefässreich, fand auch Lobstein vom unteren Hodenrand zum Scrotum gehend, dagegen überzeugte er sich nicht von der Tunica vaginalis, die das Bauchfell in diesem Stadium liefern sollte.

b) **Zustand der Hoden nach ihrem Herabsteigen.**

Zeitpunkt des Herabsteigens schwer anzugeben. Bei der Mehrzahl geborener Kinder sind die Hoden bereits im Scrotum vorhanden, oder doch schon im Leistenkanale. Im Allgemeinen kann angenommen werden, dass die Lageveränderung der Hoden während des 7. Monats der Schwangerschaft vor sich gehe. Nun bemerkt man auch die Verlängerung, d. h. Falte, des Bauchfells, welche zur Tunica vaginalis der Hoden und Samenstränge, und von den Hoden mit herabgezogen, wird, deshalb auch so lose in der Bauchhöhle vorher gelegen hatte. Der Canal, durch welchen das Herabsteigen stattfand, schliesst sich in der Regel sehr bald, so dass keine Communikation mehr mit der Bauchhöhle besteht. Nachdem die Hoden letztere verlassen, beginnen die Gedärme, die ihnen bestimmten Stellen einzunehmen. Aus dieser Bewegung erklärt sich das bisweilige Mitherabtreten von Darmpartien, d. h. die Hernia congenita. Beim weiblichen Geschlecht geht das Bauchfell zu den Eierstöcken, bei denen es verbleibt.

ZWEITER ABSCHNITT.

Welche Kraft zieht die Hoden in's Scrotum?

Nachdem er die Ansichten der vorgenannten Autoren angeführt und besprochen, gibt Verfasser sein Urtheil dahin ab, dass die Ursache des Herabsteigens in Contractionen des Hunter'schen Gubernaculums zu suchen sei. Dieses, wie gesagt, ein sehr gefässreicher, dichtgewebter Zellgewebsstrang, ist oberhalb am Bauchfell und Hoden, unterhalb an den Schwellkörpern der Ruthe befestigt, und beginnt, sobald seine Organisation vollendet, gegen den 6. Monat seine attrahirende Thätigkeit, wodurch langsam und stetig der Inguinal-Canal erweitert und der Hoden durch denselben hindurch in's Scrotum gezogen wird. Auf seinem Wege dahin treibt dieser einige Fasern vom Musc. obliquus internus vor sich her, die nachträglich zum Musc. cremaster werden, ein Vorgang, den man sich ungefähr auf die nämliche Weise zu erklären habe, wie z. B. bei den Muskeln am Os hyoideum, welche durch übermässige Vergrösserung der Schilddrüse bisweilen sich so sehr verflachen und deren Bündel dergestalt sich erweitern, dass sie einen förmlichen netzartigen Sack um die Drüsengeschwulst bilden.

Nachdem der Hoden an seinem natürlichen Bestimmungsort angelangt, gestaltet sich die, vom Gubernaculum ihm voraus gezogene Bauchfell-Falte zur Tunica vaginalis serosa propria, während das Gubernaculum selbst, sobald es seine Attractions-Aufgabe erfüllt hat, je weiter der Hoden herabsteigt, desto aufgelockerter, schwammiger und schliesslich zu einer Zellgewebsmembran von gleicher Natur, Structur und Contractilität, wie bisher, d. h. zur Tunica dartos, wird.

Als Anhang beantwortet Verfasser noch folgende Fragen:

1) Wie bildet sich der Inguinal-Canal? Durch die, dem Hoden voran, in's Scrotum gezogene, Peritonäal-Falte. Vor dem Herabsteigen des Hodens existirt er noch nicht.

2) Wodurch wird derselbe geschlossen? Durch Verwachsung der beiden Flächen eben dieser Falte, die sich vermöge ihrer tonischen Kraft einander nähern, adhäriren, und Pseudomembranen (ähnlich wie bei Pleura, Zwerchfell und Leber) bilden. An den Umstand, dass dieser Canal, nach Ankunft der Hoden im Scrotum, unter allen übrigen Säugethieren nur beim Menschen sich vollständig zu schliessen und später ganz zu verschwinden pflegt, knüpft Lobstein die Möglichkeit eines Beweises, dass der Mensch von Natur 2füssig geschaffen sei, indem bei seinem aufrechten Gange Hernien hierdurch vermieden werden sollten.

3) Warum bleibt aber der untere Theil des Canals offen oder warum verwächst nicht auch die Tunica vaginalis propria? Weil die fragliche Bauchfell-Falte, früher, als der Hoden, im Scrotum angelangt, mit dem Gubernaculum-Dartos fest verwächst, und von dessen Action abhängig wird. Dabei wird an den Vergleich mit inveterirtem Bruchsack erinnert, während der obere,

verwachsende, Canal-Theil einen recenten Sack darstellen würde.

Endlich besitzt der Samenstrang keine Tunica propria; denn schon beim Fötus sieht man die Hodengefässe hinter dem Peritonäum und dessen bewusster Falte, die zum Canale wird, ein- und austreten.

II.

‚Dissertation sur la Nutrition du Fœtus', vom Jahr 1802.

Diese zweite, ‚aux Citoyens Professeurs de l'École spéciale de Médicine de Strasbourg' dedicirte, Arbeit gehört sowohl wegen der, ihr vorangegangenen, gründlichen Untersuchungen, als auch in Rücksicht der Auffassung und Behandlungsweise ihres Stoffes zu den bedeutenderen Leistungen des Verfassers, und wurde darum auch einer Uebertragung in's Deutsche (v. Dr. Th. Fr. Arn. Kestner, Halle 1804. 8. 214 Seiten) gewürdigt.

In der Vorrede kennzeichnet Lobstein seinen Standpunkt zu dieser Aufgabe mit den Worten : ‚Wenn man sich auf die genaue Verfolgung der allmähligen Entwickelung des Fötus beschränken, wenn man besonders sich bemühen wollte, die Veränderungen seiner Organisation während der verschiedenen Lebensepochen aufzufassen; wenn man ferner die Thatsachen und Lehren der Anatomie mit den Ergebnissen der Zerlegung von Thieren vergleichen würde, so, glaube ich, würde man endlich ein genügendes Resultat erhalten, oder wenigstens dazu gelangen, mehrere, bisher von einander getrennt gebliebene, Thatsachen an einander zu reihen. In der Absicht, diesen Zweck so viel als möglich zu erreichen, habe ich mich seit einigen Jahren mit verschiedenen, die Organisation des Fötus betreffenden, Theilen der Physiologie, beschäftigt. Was mich in dieser Beziehung meine Untersuchungen gelehrt haben, habe ich in diesem Versuche (Essai) niedergelegt.'

Das Werk (von 150 Quartseiten mit zwei Kupfertafeln) zerfällt in 2 Theile. Der erste enthält die Anatomie und Physiologie der Eihäute und des Mutterkuchens als Quellen resp. Organe des Nahrungsstoffes für den Fötus; der zweite handelt von dem Uebergang dieses Stoffes in den Körper des Letzteren, d. h. von der eigentlichen Ernährung des Fötus.

Den ersten Theil, als keine neuen Thatsachen oder besondere Betrachtungen enthaltend, übergehen wir gänzlich, und bemerken bloss, dass er mit ausserordentlicher Genauigkeit und Klarheit ausgeführt ist.

ZWEITER THEIL.

Ernährung des Fötus.

I. Von Hippocrates bis Harvey (folgen die Ansichten sämmtlicher Autoren) wurde die Ernährung des Fötus bloss durch die Placenta angenommen. Erst Letzterer glaubte an eine doppelte, d. h. auch mittelst des Fruchtwassers, der Haller beistimmte.

Verfasser beantwortet diese Frage gleichfalls bejahend, indem das Fruchtwasser Eiweiss enthalte; es brauche aber nicht nothwendig verschluckt zu werden, sondern werde durch die fötalen Lymphgefässe zugleich aufgesogen. Dafür sprächen : die Versuche an denselben; die Ernährung in Fällen, wo der Mund noch nicht entwickelt sei; die Geburt von Kindern mit verwachsenem Nabel; die Abnahme des Fruchtwassers gegen Ende der Schwangerschaft. Denn wohin sollte dasselbe gelangen, wenn es nicht von den Lymphgefässen resorbirt würde, da in den Häuten des Eies keine Aufsaugungsgefässe gefunden werden? (§ 83-93).

Folgt eine Vergleichung der Placenta, ihrer ersten Bildung und Entwickelung, mit jener in der Thierwelt, woraus der Schluss, ‚dass bei Menschen, Vierfüssern und Vögeln Aehnlichkeit in der Structur und Organisation der Nabelgefässe besteht; dass, wie beim Hühnchen, so auch beim Embrio der Säugethiere, die Venen früher gebildet sind, als die Arterien, sonach anzunehmen ist, dass bei allen warmblütigen Thieren, einige Modification abgerechnet, vollkommene Analogie in der Entwickelung und dem Nutzen der Nabelgefässe, mögen sie eine Placenta oder Cotyledonen bilden, oder auf einer Membran sich verzweigen, stattfindet.‘ Den Nabelstrang betreffend, so enthält er schon in seinem elementaren Zustande bereits den Entwurf der Gefässe, aus denen er später besteht, nämlich den der Vene, der von den Aesten ausgeht und an den Stämmen endigt; den der Arterien, der in den Stämmen beginnt und sich gegen die Aeste entwickelt. Sobald die Haargefässe von beiden Arten sich begegnen, so ist die Placenta, wie wir sie in den letzten Monaten der Schwangerschaft finden, bereits gebildet. Die Dauer dieses elementaren Zustandes der Nabelgefässe reicht nach Verfassers Beobachtungen ungefähr bis zum 50. Tage der Schwangerschaft.

Weil aber nun die Venen früher ausgebildet, als die Arterien, weil sie stärker und zahlreicher sind, weil es welche gibt, die mit Arterien nicht anastomosiren, so müssen diese Gefässe, ausser der Aufgabe, das Blut zum Herzen des Fötus zurückzuführen, noch einen anderen Zweck haben, welcher nur darin bestehen kann, eine Flüssigkeit aufzusaugen.

II. In der That verhält es sich so. Eine weitere Ernährung des Fötus, zu einer Zeit, da die Placenta als solche noch nicht gebildet ist, folglich ihren Dienst noch nicht versieht, geschieht sonach durch Aufsaugung des, in der ersten Zeit der Schwangerschaft zwischen Uterus und Placenta bekanntlich vorhandenen, aus dem Blute der Mutter ausgeschiedenen, milchigen, chylösen oder lymphatischen Saftes (der nicht Blut ist), mittelst der zahlreichen, auf der ganzen mütterlichen Oberfläche des Chorions befindlichen, in die Membrana caduca eindringenden, und dem Embrio angehörigen Flocken oder Zotten (chorion frondosum), welche nur Gefässe sein können, und zwar Venen, die zu dieser Periode den Dienst von Lymphgefässen versehen.

Diese Venen-Flocken, als erste Anfänge der Placenta, verlängern sich allmählig in die Sinus des Uterus, um dort den Nahrungsstoff aufzunehmen. Verlängern sich aber ihrerseits die Sinus zur Placenta hin, dann dürfen sie nicht mehr an den Uterus befestigt sein, und kehren zur Placenta zurück. In dieser Periode sind auch die Nabel-Arterien bereits ausgebildet und be gegnen, wie bereits oben bemerkt wurde, mit ihren Haargefässen jenen der Venen, wodurch die Placenta ihre letzte Organisation erlangt.

Hieraus folgt, dass die Placenta, so lange sie aufsaugendes Organ ist, aus getrennten, lockeren Flocken besteht, und ihren Namen eigentlich noch nicht verdient; sowie auch, dass einige Zeit der Schwangerschaft hindurch, die Gefässe des Fötus sich in den Uterus inseriren, während zu einer anderen das Gegentheil stattfindet, nämlich dass Gefässe der Gebärmutter sich zur Placenta verlängern.

Die Arterien und Venen der Letzteren haben keine direkte Verbindung mit jenen des Uterus. Diese Verbindung findet nur insofern statt, als das Blut der Mutter sich in das Parenchym der Placenta ergiesst, und durch die Venen wieder zu ihr zurückkehrt, so dass die Nabelgefässe des Fötus beständig wie in Blut gebadet sind (§ 93-106).

III. Welche Aufgabe hat nun, nach erreichter Ausbildung, der Mutterkuchen? welchen Antheil nimmt er an der Ernährung des Fötus?

Er vertritt — erwiedert Verfasser — die Stelle der

noch unthätigen fötalen Lunge, und zwar in demselben Grade zunehmend, als die Ernährung durch das Fruchtwasser mittelst der Venen-Flocken abnimmt. Allein seine Function ist von doppelter Wirkung : sie führt dem kindlichen Blute a) Wärmestoff, als Reiz für die Herzcontractionen, zu; und dient ihm zugleich b) als Reinigungsmittel, durch Absonderung auszuscheidender Materien. Auf Beide müssen wir etwas näher eingehen.

a) Der Reiz des sauerstoffreichen, hellrothen Bluts der Mutter mittelst der Placenta (Lunge) auf das kindliche ist keineswegs jenem analog, wie er durch die unmittelbare Einwirkung der Atmosphäre stattfindet; denn das Blut im Fötus bleibt trotzdem dunkelroth, in der Nabelvene fast schwärzer, als in den gleichnamigen Arterien, und in der Aorta ebenso dunkel, als das vernöse Blut der Mutter. Er beruht vielmehr auf Mittheilung oder Zuwachs von Wärme, den das kindliche Blut seitens des mütterlichen in der Placenta erfährt, und der um so wahrscheinlicher ist, als Versuche nachgewiesen haben, dass letzteres wärmer (30°), als das fötale (27°), wobei als Merkwürdigkeit noch hervorgehoben sei, dass die Temperatur gestorbener Fötus um 1 Grad höher, als die der lebenden, befunden ward. Die Wärme-Mittheilung findet aber um so rascher und unmittelbarer statt, als einerseits die Nabelgefässe, wie wir oben sagten, im mütterlichen Blute wie gebadet liegen, und bei ihren dünnen Wänden ein Wärme-Uebergang daher viel leichter und allgemeiner ist; anderseits die Circulation durch die (während der Schwangerschaft bekanntlich bedeutend erweiterten und anastomosirenden) Gefässe reichlicher vor sich geht, und endlich noch begünstigt wird sowohl durch die Action der Nabelgefässe, wie durch Ursachen, die ohne Zweifel nicht verschieden von denjenigen sind, welche das Blut durch die Corpora cavernosa penis treiben.

Wenn aber trotzdem das kindliche Blut sich zur Temperatur des mütterlichen, wie wir gezeigt haben, nicht erhebt, so muss daran erinnert werden, dass, mit Ausnahme eines kleinen Theils, der unmittelbar zum Herzen geht, das Blut der Nabelvene erst die ganze Leber durchströmt, wo es ohne Zweifel Temperatur-Veränderungen erleidet. Herz und Leber spielen ja in der Oeconomie des Fötus die Hauptrolle; darum muss das, in der Placenta stets neu erwärmte Blut vor allen übrigen Organen erst ihnen zugeführt werden. Warum jedoch jener kleine Theil desselben direct zum Herzen gehe, erklärt Verfasser aus der Absicht, damit nicht durch längere Capillar-Circulation dessen Wärme und irritirende Eigenschaft verloren gingen.

Wodurch wird aber in der ersten Zeit der Schwangerschaft, wo noch kein Blutergiessen, und keine Mittheilung von Wärmestoff stattfinden, wo die Placenta noch absorbirendes Organ ist, dem Herzen des Embrio der nöthige Reiz zugeleitet? Verfasser antwortet: Durch die Flüssigkeit, welche im natürlichen Zustande vom Canalis thoracicus geführt wird; gerade wie später, vom 5ten bis 9ten Monat an, wo der Fötus durch die Placenta weniger und schliesslich gar keine lymphatische Flüssigkeit mehr erhält, ein anderes milchführendes Organ, die Thymus-Drüse, denselben Dienst zu versehen hat. Sie ist darum die nothwendige Folge der veränderten Function der Placenta.

b) Was den Reinigungs-Process betrifft, den die Placenta in ihrer Eigenschaft als Lungen-Vertreterin an dem Blute des Fötus vollzieht, so ist derselbe gleichfalls nicht mit jenem in der athmenden Lunge zu vergleichen, sondern geht, nach Lobstein, in der Leber, in den Gedärmen, vielleicht auch im Hautorgan, und mit Beihülfe derselben, von statten. (Folgt die ausführliche Betrachtung der Entwicklung dieser Organe und ihrer Functionen während der verschiedenen Stadien der Schwangerschaft.) So lange die Placenta bloss absorbirendes Organ ist, das von dem Uterus ausgeschiedene Säfte dem Fötus zuführt, brauchen diese im Letzteren keine Umwandlung oder Veränderung zu erfahren. Dann hat die Leber noch keine Verrichtungen, ob sie gleich zu dieser Zeit grösser, als die übrigen Eingeweide, ist, weil sie alle, zum Embrio sich begebenden, Flüssigkeiten aufzunehmen hat und durchströmen lässt. Sobald aber die Placenta im Gegentheil zum circulations-fördernden Organe geworden ist und der Fötus keine, vom Uterus bereiteten, Säfte mehr bekommt, so müssen seine Säfte nothwendig eine Reinigung erleiden. Dann beginnt die Thätigkeit der Leber (Galle), der Gedärme (Meconium) und der Haut (Käse-Substanz), und mittelst dieser Reinigungsstellen entledigt sich das Blut seines überschüssigen Kohlen- und Wasserstoffs (§ 106).

IV. Eine vierte Nahrungsquelle, und zwar in seinem Primitiv-Stadium, findet der Fötus in der combinirten Thätigkeit des Nabelbläschens, der Alantois, und des Nabelstrangs.

Ersteres ist bekanntlich früher bemerkbar, als der Fötus selbst, mit Flüssigkeit angefüllt und, je weniger die Schwangerschaft vorgerückt, desto grösser; es hängt Anfangs mit dem Körper des Embrio zusammen und steht mit dessen Bauchhöhle in Verbindung, so dass seine Flüssigkeit von den Lymphgefässen dort aufgenommen werden kann, wodurch eine grössere Oberfläche mit dem Nahrungsstoff in Berührung kommt und das Wachsthum des Fötus beschleunigt wird. Je grösser aber dieser wird, eine desto grössere Hautfläche bietet er dem Fruchtwasser dar; zugleich haben sich unterdessen die Nabelgefässe entwickelt. Dann wird das Nabelbläschen unnöthig, entfernt sich vom Fötus, und der Urachus verwächst. Mit dem Nabelbläschen hält die Alantois, so zu sagen, gleichen Schritt; vielleicht dienen beide in vorgerückterem Stadium der Schwangerschaft zu einer vollkommeneren Bereitung von Lymphe.

Im Nabelstrange, der desto dicker und kürzer, je kleiner der Fötus ist, findet man eine unendliche Menge kleiner, mit einander communicirender, Zellen, die ein eiweiss-artiges Fluidum enthalten, das von

Zelle zu Zelle emporsteigend, in die Bauchhöhle gelangt, und dort von den Lymphgefässen des Bauchfells eben so gut, wie die Flüssigkeit des Nabelbläschens und der Alantois, aufgesogen wird. Diese Ansicht gründet Verfasser auf seine Beobachtung, dass die, auf der hinteren Fläche des Brustbeins verlaufenden, Lymphgefässe weit beträchtlicher, und die gelappten Drüsen daselbst weit grösser, als in irgend einer anderen Gegend, und von einer gelblichen Materie strotzend, befunden wurden. Wenn daher bei schwachen, im Mutterschoosse verstorbenen, Kindern der Nabelstrang sich oft sehr dick und angefüllt zeigt, so kommt dies vermuthlich von Functionsstörungen der Aufsaugungsorgane. Andererseits dürfen wir annehmen, dass bei den Vierfüssern der, um Vieles kürzere und darum flüssigkeitsärmere, Nabelstrang von der Natur dafür mit einer desto grösseren Zahl von Zellen oder Bläschen bedacht worden sei (§ 107).

Aus dem Bisherigen geht hervor, dass die Ernährung des Fötus bewerkstelligt wird:

1. Durch die Flüssigkeit des Nabelbläschens, der Alantois, und des Nabelstrangs in den beiden ersten Monaten der Schwangerschaft;

2. Durch das Fruchtwasser, welches die Eihäute ausschwitzen lassen bis zum 8ten Monat;

3. Durch den lymphatischen Saft, sowohl den aus dem Blute der Mutter, als später durch den der Thymusdrüse, durch ersteren ungefähr bis

zum 5ten, durch letzteren vom 5ten bis 9ten Monat; und

4. Durch den Mutterkuchen, dessen Wirkungen jedoch weniger als direct ernährende, vielmehr als reizende und reinigende zu betrachten sind.

Verfasser widmet ferner dem Wachsthume des Fötus eine kurze Betrachtung. Dasselbe sei in den ersten 6 Monaten der Schwangerschaft schneller, weil eben die Nahrungsquellen ausgedehnter seien und reichlicher flössen; es werde dagegen vom 6ten Monat bis zur Geburt langsamer, weil diese Quellen allmählig versiechten.

„Darum bekommt der Fötus im Anfang seiner Existenz Nahrungsstoff aus 3 verschiedenen Quellen; darum erhält er gegen den 5ten Monat von der Placenta keine Nahrung mehr, und wird in den beiden letzten Monaten die Aufsaugung des Fruchtwassers seitens der Haut schwieriger wegen deren käseartigen Ueberzugs (Vernix caseosa). In dieser Epoche sind alle seine Organe gebildet; es bedarf nur wenigen Nährstoffs, um sie weiter zu entwickeln, es bedarf dessen um so weniger, als der Fötus fast keinen verliert, weil er weder durch Haut- und Lungenausdünstung, noch durch Darm und Harnblase Einbusse erleidet. Da ihm ausserdem eine gewisse Menge Nahrungsstoffs durch die Lymphgefässe der Haut, durch den Mund, die Nase und durch die Feuchtigkeit des Nabelstrangs zugeführt wird, so kann sein Wachsthum in den letzten Monaten schon vor sich gehen. Wird aber die Menge des Nährstoffs für den Unterhalt seines Lebens endlich unzureichend, so bemüht er sich, aus seinem Gefängnisse hervor zu kommen, und handelt dann gleich der Pflanze, die vom unfruchtbaren Boden sich ab- und einer humusreicheren Erde zuwendet, und, wie das Hühnchen, zerbricht er seine Schaale.'

Obwohl man diesen Grund für das Geborenwerden des menschlichen Fötus bekanntlich nicht annimmt, sondern ihn lediglich einer besonderen Beschaffenheit des Uterus zuschreibt, vermöge welcher dessen longitudinale Muskelfasern des Corpus über die kreisförmigen am Collum das Uebergewicht erhalten, und die Frucht austreiben, so hindert dies, nach Verfassers Ansicht, nicht, dass man auch noch eine andere Ursache annehme, die im Fötus liege, und darin bestehe, dass dieser selbst bemüht sei, die Gebärmutter zu verlassen und hierdurch die Thätigkeit derselben errege (§ 108-111).

Zum Schluss seiner Arbeit knüpft er an Baudelocque's Behauptung: ,dass nur die Thätigkeit des Uterus die Placenta sich loszutrennen nöthige', noch folgende Betrachtung.

Da die Verbindung zwischen Placenta und Uterus zu dieser Periode im Allgemeinen keine sehr feste ist und nur durch die sehr zerreissbare Placenta uterina (mit ihren kleinen, widerstandslosen Arterien und noch dünnwandigeren Venen) unterhalten wird, so erscheint es unbegreiflich, warum dieselbe durch die Contractionen der Gebärmutter, welche das Kind austreiben sollen, nicht gleich von Anfang abgetrennt, sondern der Mutterkuchen gewöhnlich erst nach der Geburt ausgestossen wird, da man doch annehmen muss, dass der Uterus durch seine Zusammenziehungen zunächst auf solche Theile wirke, die an ihm befestigt sind. Auch geht, wie Beobachtung lehrt, die Placentarlösung keineswegs mit bedeutendem Kraftaufwande vor sich, sondern es tritt nach Geburt des Kindes in den Contractionen gemeiniglich eine längere Pause ein, während welcher sich der Uterus auf sich selbst langsam zusammenzieht. Sobald hierauf neue Wehen auftreten, ist die Placenta bereits gelöst, so dass es vielmehr scheint, als habe der Uterus während dieser Wehenpause an der Lösung der Placenta gearbeitet, und als dienten die neuen Contractionen bloss zu ihrer Austreibung.

Verfasser sieht daher in den Zusammenziehungen der Gebärmutter nicht die Ursache der Placentarlösung, sondern im Gegentheil ein Mittel, dieselbe noch zurück zu halten, und den Mutterkuchen an die Gebärmutterwand noch fester anzudrücken.

Wie aber geht es zu, dass die Placenta sich ablöst?

So lange das Kind, meint Lobstein, in der Gebärmutter enthalten ist, findet in dem Mutterkuchen bekanntlich eine doppelte Circulation statt: die eine vom Fötus, die andere von der Mutter abhängig. Damit diese letztere unbehindert vor sich gehen kann, müssen die venösen Sinus, durch welche das Blut zur Mutter zurückkehrt, hinlängliche Weite und Ausdehnung haben, oder es darf wenigstens nicht mehr Blut in das Parenchym der Placenta ergossen werden, als die Venen zurückführen können. Ebenso müssen die Nabelgefässe in einem wechselnden Zustande von Ausdehnung und Zusammenziehung sein, denn diese Bewegung begünstigt den, von der Mutter abhängenden, Blutumlauf.

Wenn aber das Kind aus der Gebärmutter entfernt ist, dann werden die venösen Sinus durch die Contractionen verschlossen, während die Arterien, von denselben weniger beeinflusst, fortfahren, Blut in die Placenta zu ergiessen. Die Folgen sind : Stauung des Rückflusses und Ueberfüllung der Placenta, wodurch dieselbe grösser, schwerer, und ihre ohnehin lockere Verbindung mit dem Uterus schliesslich gelöst wird. In diesem Zustande wirkt nun die Placenta als fremder Körper, der die Uteruswand reizt und neue Wehen, die ihn austreiben, hervorruft.

Würde sie dagegen diesen Reiz durch ihre (noch bestehende) Verbindung ausüben, so müsste man doch wohl annehmen, dass derselbe vom Anfange bis zum Ende der Schwangerschaft bestanden habe. Er hat aber nicht bestanden, weil die Placenta bis zu ihrer Lösung für den Uterus ein Theil seiner selbst war.

Also Alles, was einerseits die Circulation in den Nabelgefässen unterbricht, anderseits eine Anhäufung von mütterlichem Blute in der Placenta zu Wege bringt, verursacht deren Lösung.

Hieran reihet Verfasser noch einige Erläuterungen, wie z. B. zum Falle persistirender Verbindung der Placenta mit dem Uterus trotz aufgehobener Circulation in den Nabelgefässen, den er durch Offenbleiben der Sinus venosi in Folge mangelhafter Thätigkeit der Gebärmutter erklärt; ferner zu Fehl- und Frühgeburten; zur Wirkung abtreibender Mittel u. A.; und schliesst seine Schrift mit den Worten:

,Trotz einiger Hypothesen, die ich in meiner Arbeit aufgestellt, glaube ich doch den Vorwurf nicht zu verdienen, sie nur muthwillig gemacht, oder in den Wind geworfen zu haben. Sollte es mir gleichwohl bisweilen begegnet sein, den Schein der Wahrheit für die Wahrheit selbst genommen zu haben, so bin ich, weit entfernt, meine Ansichten hartnäckig vertheidigen zu wollen, im Gegentheil bereit, sie zu verwerfen, und gern diejenigen anzunehmen, die das Glück haben, auf festerem Grunde zu stehen' (§ 111-114, Schluss).

Die Kupfertafeln, welche der Dissertation beigegeben sind, stellen a) ein Ei vom 50sten Tage der Schwangerschaft; b) eine kleine Gefässportion von einer reifen Placenta; und c) einen Zweig von den Flocken des Chorions, vor; die beiden Letzteren sind auch microscopisch behandelt.

III.

‚Observations anatomico-physiologiques sur la Circulation du Sang dans l'enfant, qui n'a pas respiré', vom Jahr 1803.

Mit dieser kleinen Broschüre von nur 18 Octavblättern will Verfasser nicht nur einen Nachtrag zu seiner Dissertation ‚über die Ernährung des Fötus' liefern, sondern zugleich auch die Ansichten einiger Autoren über die Blutbewegung im Herzen desselben zum Gegenstande kritischer Betrachtung machen, so dass sie mehr, wie jede andere, die Bezeichnung einer Streitschrift verdient. Namentlich sind es C. F. Wolff[50], J. Méry[51] und Sabatier[52], deren Behauptungen er bekämpft; und von Diesen speciell die Theorie des Letzteren, wornach die Circulation im Körper des Fötus eine 8 beschreibt, deren Kreuzungspunkt dem Foramen ovale zwischen rechtem und linkem Vorhofe entspricht, und das Blut der unteren Hohlvene sich nicht mit jenem der oberen im Herzohre vermischt, so dass also das, von der Placenta kommende, Blut dahin erst zurückkehrt, nachdem es zuvor den ganzen animalen Apparat durchlaufen resp. belebt hat; während dagegen, bei Annahme einer Ver-

[50] Novi Commentar. societ. scient. Petropol. T. XX, pr. anno 1775, p. 357, tab. 7 et 8.

[51] Mémoires de l'Academie royale des Sciences pour l'année 1703.

[52] Traité d'Anatomie, T. II, p. 348, édition de 1781, et Mémoires de l'Académie des Sciences, p. 1774, p. 198.

mengung beider Blutarten, ein Theil davon gleich nach seinem Eintritt zum Fötus an die Placenta zurückgegeben wird.

Dieser, auch von Baudelocque, Bichat, Richerand für die ersten Lebensmonate adoptirten, Theorie tritt Verfasser mit der Bemerkung entgegen, dass in dieser Periode die beiden Vorhöfe ja eine gemeinsame Höhle bilden, und es eigentlich dann nur Einen Vorhof und Einen Ventrikel gibt, so dass das Blut aus der oberen und unteren Hohlvene sich dort unvermeidlich vermischen muss, welcher Prozess ohne Zweifel noch durch die Contraction der grossen Gefässe (in der Nähe des Herzens) beschleunigt und verschärft wird, um so mehr, als bei gleichzeitiger Systole des Ventrikels das, in den Vorhöfen (die durch das Foramen ovale, wie gesagt, gleichsam nur einen Einzigen bilden) angesammelte Blut für diese Vermischung auch hinlängliche Zeit hat. Dass auf seinem Weg zum Vorhofe das Blut der unteren Hohlvene nicht in den rechten Ventrikel eindringt, sondern zum Foramen ovale geleitet wird, daran ist nicht der Verschluss der Valvula Eustachii, sondern lediglich die Systole dieses Ventrikels Schuld. Die Leitung zum Foramen ovale geschieht aber deshalb, weil das linke Herz bekanntlich früher, als das rechte, ausgebildet, und die Lunge zu jener Zeit noch nicht in der Verfassung ist, mehr Blut aufzunehmen, als sie zu ihrem Unterhalte gerade nöthig hat.

Aber auch angenommen, Sabatier's Erklärung wäre richtig, und das frische Placenta-Blut stiege zum Kopf und den oberen Extremitäten, während das, aus diesen Theilen zurückkommende mittelst der Aorta descendens wieder zur Placenta ginge, dass mithin die Circulation in der That eine 8 beschriebe, so müsste das Blut im Ventrikel und der Aorta descendens venöser Natur und wenig geeignet sein, belebend zu wirken. Denn es gibt im Leben der Thierwelt kein Beispiel, dass ein venöses Blut, das für unrein, für nicht belebend und nicht ernährend gilt, zum zweiten Mal arteriell wird, ohne dass ihm vorher eine gewisse Quantität von frisch bereiteten Säften zugetheilt worden wäre. Wenn im Fötus der Kopf allerdings der voluminöseste Theil, dagegen das Becken und seine Organe verhältnissmässig kümmerlich bedacht sind, so kommt dies nicht auf Rechnung der Blutbeschaffenheit, sondern vielmehr daher, dass dort die Anlage hiezu schon vor Beginn der 8 Circulation besteht, und hier die Gefässe noch zu klein sind.

Autor fasst nun seine Erklärung der Circulation im Fötus in folgende Sätze zusammen.

Das Blut der Vena cava infer. mischt sich im rechten Atrium mit jenem der superior. Mit einer gewissen Gewalt confluirend, dehnt es diesen, sowie durch den Ductus arteriosus Botalli und das Foramen ovale auch den linken, Vorhof aus, so dass gleichzeitig beide Atrien in Diastole, beide Ventrikel in Systole sind. Dann öffnen sich die Letzteren und treiben das empfangene Blut in die Arter. pulmonalis und Aorta, während die Atrien von Neuem gefüllt werden. So findet man also im Herzen des Fötus die nämlichen gleichzeitigen Bewegungen, wie in jenem des athmenden Menschen, wiewohl es zu jener Epoche, wie gesagt, noch unvollkommen ist. So lange nämlich das Kind nicht athmet, bedarf es nur eines Organs, das aus allen Körpertheilen Blut empfängt und wieder dahin zurück jagt. Hiezu genügt ein Herz mit Einem Vorhofe und Einer Kammer. Aber die Natur muss auch für spätere Functionen Vorsorge treffen; der Mensch soll athmen können, und hiezu muss das Herz weiter ausgebildet sein. Es bildet sich zwischen den Vorhöfen ein Verschluss (das Foramen ovale wird durch die Valvula des Ductus Botalli geschlossen und hierdurch das Septum atriorum vollkommen). Bei diesem allmähligen Prozesse findet das Blut steigende Schwierigkeit, um das Foramen zu passiren; es wird daher genöthigt, zum rechten Ventrikel sich zu wenden, der hierdurch mehr und mehr wächst, und den linken an Weite schliesslich sogar übertrifft. Nun würde es von hier nothwendig zu den Lungen strömen, aber zu gleicher Zeit erweitert sich mit dem linken Ventrikel auch das Ostium arteriosum, das den Dienst des Ductus Botalli übernimmt (dieser wird zum Ligam. arteriosum). Auf diese Weise wird der primitive Blutlauf verändert und gestaltet sich mehr und mehr so, wie er das ganze Leben hindurch bleibt. (Folgt eine Warnung an die Anhänger der Evolutions-Theorie, die nach Verfassers Ansicht den Fortschritten der Physiologie, namentlich aber der Fötologie, bedeutend hinderlich sei.)

Diese Betrachtungen führen den Verfasser weiterhin zum Vergleiche des Blutlaufs im Fötus warmblütiger mit jenem kaltblütiger Thiere.

Das Blut Ersterer, sagt er, hat in Arterien und Venen die nämliche Farbe; es erfährt in seiner Totalität durch die Placenta keineswegs dieselbe Einwirkung, wie jenes beim athmenden Menschen seitens der Lunge; bei jeder Pulsation wird, wie wir sahen, nur ein Theil verjüngten Blutes der Gesammtmasse beigemischt. Diese, nur theilweise, Verjüngung erinnert an die Circulation bei kaltblütigen Thieren, bei denen gleichfalls nur eine geringe Quantität Bluts durch deren Lungen mit der atmosphärischen Luft in Berührung tritt. Beim Fötus vertritt aber die Lungen die Placenta; hier ist die Arteria pulmonalis, was bei den kaltblütigen Thieren die Vena pulmonalis.

Diesem Nachweise der Analogie in der Organisation lässt Autor ferner jenen in den Erscheinungen folgen, und findet dass die Ernährung, das Wachsthum, die Entwickelung und die Secretionen bei kaltblütigen Thieren gerade so von Statten gehen, wie bei den Säugethieren, wo die Verschiedenheit zwischen arteriellem und venösem Blute noch nicht so gross ist. Das Nemliche gilt auch bezüglich der Temperatur. Die Wärme des lebenden Fötus betrug 27°, die des todten 28°, jene der Mutter 30°. Versuche von Crawford[53] haben

[53] „Versuche und Beobachtungen über die Wärme der Thiere", aus dem Engl. übers. von L. Crell. 2te Ausgabe, p. 297 u. 298.

gelehrt, dass bei lebenden Fröschen das Thermometer 67° zeigte und bei Anwendung von 106° Wärme nur unmerklich stieg, dass dagegen die nemlichen Thiere durch Application der nemlichen Temperatur im Tode wärmer wurden, als im Leben. Hieraus folgt, dass der Fötus, wie kaltblütige Thiere, die Eigenschaft besitzt, seinen Wärmegrad zu behalten, trotzdem er sich in einem Raume von höherer Temperatur, als seine eigene, befindet. Warum ist er aber weniger warm als die Mutter? Nicht vielleicht eben darum, weil von der Gesammt-Blutmenge, wie gesagt, nur ein kleiner Theil von der Placenta kommt und dahin zurückkehrt, wie bei den kaltblütigen Thieren gleichfalls nicht alles Blut durch die Lungen circulirt?

Darum können wir uns dem Glauben nicht verschliessen, dass der Säugethier-Fötus, bevor er zum warmblütigen ward, erst kaltblütiges Thier gewesen. Denn je weiter wir zu seinem Ursprunge zurückgehen, desto einfacher finden wir ihn organisirt, desto näher mit der niedereren Thierwelt verwandt. Ja! fast könnte man, mit Rücksicht auf seine Ernährungsweise, sogar den Satz aufstellen: Der menschliche Fötus sei der Reihe nach Pflanze, Molluske, kaltblütiges Thier und schliesslich Mensch geworden.

Im Anfange hängt der Embrio an einer grossen Blase, die Cotyledonen der Pflanze; Nabelstrang und Herz sind noch nicht sichtbar. Dann verschwindet diese Blase, es bilden sich Gefässe und der Fötus schwimmt in einem Fluidum, von dem er ernährt wird, wie Insecten, Würmer, Reptilien. Endlich sind die Nabelgefässe ausgebildet und die Ernährung geschieht weiterhin nach Art der Vögel und Vierfüsser. So sieht man die eigenthümliche Ernährungsweise der verschiedenen Thierklassen vertreten und sich abspielen im — Menschen.

IV.

‚**Fragment d'Anatomie physiologique sur l'Organisation de la Matrice dans l'espèce humaine**', vom Jahr 1803.

Vorliegendes Fragment tragen wir um so weniger Bedenken in den Kreis unserer Betrachtungen zu ziehen, als es nicht blos mit den drei vorausgegangenen Schriften ein Ganzes bildet, das für Lobstein's Anfangsthätigkeit charakteristisch ist, sondern weil auch die Hypothese, zu der ihn seine Untersuchungen führten, in der That als originell unsere Beachtung verdient.

Es war, unseres Wissens, bis dahin noch keinem Physiologen oder Geburtshelfer eingefallen, die Schwangerschaft mit einem Entzündungsprozesse zu vergleichen; und, ob gegen diese Idee vielleicht auch Manche seinerzeit starke Bedenken tragen mochten, so erscheinen doch die Gründe und Anhaltspunkte, die den Verfasser geleitet, so klar und folgerichtig, dass man die allgemeine Annahme derselben nur ungern vermisst.

Im Eingange behandelt Verfasser die Frage, ob der menschliche Uterus Muskelfasern besitze, und meint, bei ihrer Beantwortung müssten die Beobachtungen des Physiologen mit den Resultaten des Anatomen vergleichend zu Rathe gezogen werden.

Während einerseits Ruysch, Hunter und A. in der Gebärmutter Muskelfasern entdeckt haben wollen, läugnet anderseits eine grosse Zahl von Anatomen, wie Bœrhaave, Malpighi, Albin, Lieberkühn, Lieutaud, Walter und Blumenbach, deren Existenz vollständig, und nimmt bloss ein fibröses, mehr oder weniger gefässreiches Zellgewebe an. Diese Gelehrten, an ihrer Spitze Bœrhaave, leiten die Contractionen von einer ungemein beträchtlichen elastischen Kraft her; Walter hält sie für abhängig von den Gefässen, d. h. von der muskulösen Membran der Uterinarterien; Blumenbach sieht in ihnen die Wirkung einer besondern Vitalität, womit der Uterus bedacht sei.

Um über diese verschiedenen Meinungen ein Urtheil zu fällen, muss man, wie gesagt, vorher die Anatomie befragen, und das Organ im schwangeren, wie nicht schwangeren Zustande betrachten.

Die fibröse Structur einer schwangeren, oder eben erst entledigten Gebärmutter mit ihren Längs-, Quer- und Kreisfasern steht unangefochten und zweifellos fest; aber diese entwickeln sich nur während der Schwangerschaft und kehren, ist sie beendigt, auf ihren früheren Zustand zurück, was ohne Zweifel auch bei anderen Organen stattfinden kann. Die Aorta pectoralis z. B. hat man schon von der Dicke eines Federkiels, arterielle Gefässe in grösserer Ausdehnung obliterirt, getroffen. In diesen Fällen würde man ihre Kreisfasern gewiss wenig ausgebildet und von Zellgewebe kaum verschieden gefunden haben.

Aber bei dieser fibrösen Structur sind die Fasern darum doch nicht muskulöser Natur. Der Unterschied zwischen beiden ist ein wesentlicher, physiologisch begründeter. Die Gebärmutter mag Jahre lang unthätig bleiben, ihre contractile Kraft bei der Geburt ist trotzdem vorhanden, während ein Muskel z. B. durch 10jährige Unthätigkeit von seiner vitalen Kraft ganz sicher so Viel einbüssen würde, dass er für jederlei Stimulus total unempfänglich wäre. Der Uterus kann Monate lang in Extension verharren, ohne seine Contractilität vermindert zu sehen; dagegen wird die Harnblase durch bloss 3tägige Ausdehnung für einige Zeit gelähmt werden. Auch wurden bisher ebenso wenig bei Muskeln: Ossificirung, als beim Uterus: fettige Degeneration beobachtet.

Da nun der Uterus keine Muskelfasern besitzt, ist vielleicht die Thätigkeit seiner Gefässe Ursache der Contractionen? Diese Meinung Walter's bedarf kaum einer Widerlegung, da bekanntlich die Arterien so wenig contractil sind, dass man nicht begreifen könnte, wie sie im Uterus plötzlich zu einer so grossen Kraft gelangen sollten.

Die Quelle derselben liegt somit einzig und allein in einem Fasergewebe, das man indess weder mit der Muskel- noch mit der Zellgewebs-Faser indentificiren darf, vielmehr als eine besondere Art, gleichsam als Uebergangsform, zwischen Beide einreihen muss. Von gleicher Natur, wie dieses, sind vermuthlich noch andere Gewebe im thierischen Körper.

Seine Fasern sind in der nicht schwangeren Gebärmutter zu Contractionen unfähig. Sollen sie dies werden, so müssen sie bedeutende Modificationen in der Structur erleiden, und ebenso bedeutende Veränderungen in ihrer Vitalität nach sich ziehen, ein Factum, das bekanntlich überall beobachtet wird: überall hält Lebenskraft gleichen Schritt mit organischer Entwicklung, überall aber ist letztere hinwiederum bedingt durch die Verhältnisse der Blutgefässe. Dies gilt mithin auch vom Zellgewebe. (Folgt als Beispiel die Tunica dartos, als contractilstes und gefässreichstes Gewebe, dessen Reizbarkeit nach plötzlicher Beraubung seines Gefässsystems gewiss erlöschen würde; ebenso die rothen, erhabenen Narben; die Eingeweide, Knochen- und serösen Häute u. s. w., deren Gewebe durch vermehrten Blutzufluss und Entzündung sensibler und reizbarer wird.) Hiernach ist es also ausser Frage gestellt, dass die ursprünglich geringe Kraft und Energie eines Organs durch fortdauernde Congestion und Entzündung nicht bloss gesteigert werden, sondern dass sie dann in demselben auch eine, vorher nicht dagewesene, Thätigkeit wachrufen können.

Nach diesen allgemeinen Betrachtungen über Structur und Lebenseigenschaften der Gewebe geht Verfasser zu seiner speciellen Aufgabe über.

Vor der Pubertät, bemerkt er, verharrt die Gebärmutter in einem Zustande absoluter Unthätigkeit. Ihr Gewebe ist dicht, sehr hart, fast knorpelähnlich; dabei sind die Gefässe spärlich und sehr eng; das Innere erscheint weiss. Doch vom ersten Tage der Pubertät ab beginnt die Natur an der Veränderung dieser Organisation zu arbeiten. Die dicht gelagerten Fasern entwirren sich, bekommen anderes Aussehen, neue Merkmale; so dass ein Uterus aus dieser Epoche ein mehr aufgelockertes Gewebe, stärkere Gefässverzweigung und grösseren Blutreichthum zeigt, auch darum viel röther ist. Diese fortwährende Congestion würde aber zu denselben Erscheinungen, wie bei Schwangerschaft, führen, wenn nicht eine regelmässige Ableitung dies verhinderte (Menstruation). Hier hat das Blut demnach die Aufgabe, den Uterus zu seinen Functionen vorzubereiten, während es in der Thierwelt solcher Veränderung nicht bedarf, weil hier der Uterus schon von vornherein Muskelfasern besitzt. Darum gibt es bei Säugethieren auch keine Menstruation; ihre Brunst gilt nur der Fortpflanzung, d. h. der Erweckung des Begattungstriebs (à réveiller les qualités prolifiques).

In Parenthese sei hier dem Bedauern Ausdruck gestattet, dass Lobstein nichts über ‚Ovarien' veröffentlicht hat. Es wäre interessant gewesen, zu erfahren, wie er über die Bedeutung der Graaf'schen Follikel, der Macula lutea u. s. f. geurtheilt habe.

‚Ich vergleiche‘, fährt er fort, ‚die Gebärmutter eines schwangern Weibes mit einem Organe, das von einer schleichenden, chronischen Entzündung befallen ist. Denken wir uns einen sehr gechickten Anatomen, der den Uterus nie anders, als nicht schwanger, gesehen, und weder von der Bestimmung, noch von der Thätigkeit desselben, etwas wisse. Er wird dies Organ ungewöhnlich geröthet, schwammiger, voluminöser und reichlicher mit Gefässen versehen finden; er wird sich erinnern, dass Leber, Milz, Lunge, sobald sie entzündet, die nemlichen Merkmale zeigen, und wird ohne Bedenken den Ausspruch thun, dass der Uterus sich in gleichem Zustande befinde. Zwar vermag der entzündliche Prozess aus Leber, Milz, Pancreas keine contractilen Organe, wie der Uterus, herzustellen, aber diese Eingeweide sind auch nicht von fibröser Structur und darum auch keiner Entwicklung fähig, die in der ursprünglichen Anlage schon präexistirt, wie dies beim Uterus der Fall ist.‘

‚Aber nicht allein dass er sich in einem entzündungs-ähnlichen Zustande befand, der seine Empfindlichkeit, Reizbarkeit und Contractilität verursachte, sondern er kann auch auf die selbe Weise, wie bei diesem Prozesse, genesen, ja! er ist gerade vermöge seiner Anlage viel besser befähigt, zum früheren Zustande zurückzukehren.‘

‚Unmittelbar nach der Geburt entledigt sich der Uterus einer beträchtlichen Menge Bluts, die ihn Monate lang angefüllt hatte. Auch die Lochien bilden eine kritische Hämorrhagie, eine Art von lokalen Aderlasses, der in wirksamster Weise die Entzündung beseitigt. Könnten die vorgenannten Eingeweide auf dieselbe Weise sich helfen, wie der Uterus, so würden wir in ihnen nicht so vielen Skirrhositäten, Tuberkeln und Indurationen begegnen. Allerdings behüten die Lochien vor dergleichen Erkrankungen den Uterus nicht; nur zu leicht wird er skirrhös, carcinomatös u. s. w., aber die Beobachtung lehrt, dass diese Affectionen weit öfter bei unterdrückten Menstruen und Lochien vorzukommen pflegen, und die übrigen Krankheitsarten bei der Gebärmutter zu grossen Seltenheiten gehören.'

Den nemlichen Grund, weshalb das Thier nicht menstruire, gibt Verfasser auch für die Abwesenheit der Lochien an, die er mit Hinblick auf den Menschen eine ‚wohlthätige Hämorrhagie' nennt. Von diesem Gesichtspunkte seien sie bis jetzt noch von keinem Physiologen betrachtet worden.

Zur Begründung überhaupt des Vergleichs eines schwangeren Uterus mit einem pathologischen Prozesse und in Voraussicht, dass derselbe von Denjenigen, welche über Krankheiten nur nach dem therapeutischen Verfahren zu urtheilen gewohnt sind, entschieden verworfen werden dürfte, führt Autor in einer längeren Anmerkung noch mehrere physiologische und pathologische Thatsachen an, wie z. B. die Erscheinungen beim Coitus, die Bildung der Membr. caduca, der Pseudomembranen, u. a. m.

Weil aber eine allzu starke Anhäufung von Blut in den letzten Monaten der Schwangerschaft das Leben der Mutter bedrohen könnte, so trifft Natur abermals Abhülfe durch Veränderungen, die sich in der Ernährung des Fötus vollziehen : das mütterliche Blut ergiesst sich in's Parenchym der Placenta und seine Circulation wird durch die Function derselben begünstigt, wodurch eine Stagnation und die üblen Folgen einer Blutüberfüllung vermieden werden. Dies Verhältniss bleibt so ziemlich dasselbe bis gegen Ende der Schwangerschaft. Dann aber wird die Placenta kleiner, härter, widerstandsfähiger; in's verringerte Parenchym ergiesst sich weniger Blut; dafür wird im Uterus mehr, als bisher, zurückgehalten, und hierdurch die Entwicklung desselben vollendet : er befindet sich nunmehr auf der Höhe seiner contractilen Kraft, die er gerade jetzt am Nöthigsten braucht.

Noch einer Thatsache sei hier gedacht. Untersucht man nemlich eine Gebärmutter bald nach der Geburt und ergossenen Lochien, so zeigt sich in ihrer Substanz ein merklicher Unterschied : dieselbe ist nach Aussen mehr compact, härter, knorpelicher; nach Innen weicher, schwammiger, gefässreicher. Die Ursache liegt darin, dass die äusseren Fasern sich früher contrahirt haben, als die mittleren und die gegen die innere Oberfläche gelegenen. So wird der Gebärmutter Zeit gelassen, sich ihres Blutes zu entledigen, und zugleich der Zufluss von neuem unmöglich gemacht; so wird starken Blutverlusten vorgebeugt oder abgeholfen. Darum auch die Kreisbewegungen mit der Hand auf dem Unterleibe der neu Entbundenen.

So Viel von der Organisation des Uterus, womit Verfasser zugleich Fragen angeregt und beantwortet zu haben glaubt, die bis jetzt nicht aufgeworfen wurden, vielleicht weil sie für unlösbar galten.

Ausgehend von dem Grundsatze, über eine bekannte Thatsache, die scheinbar isolirt steht, unermüdlich nachzudenken, und Alles, was möglicher Weise auf sie Bezug haben könnte, prüfend ihr zu vergleichen oder anzureihen, bespricht zum Schlusse Verfasser die Analogie der elastischen Tunica media der Arterien mit den contractilen Fasern der Gebärmutter im schwangeren Zustande, eine Analogie, die sich auch auf ihre Wirksamkeit erstreckt.

Im Normalzustand ist die Thätigkeit der dicken und mittleren Arterienäste äusserst schwach, bei Krankheit dagegen erhöht. Wir haben jedoch hier nicht jene Fälle im Auge, wo eine heftigere Herzaction das arterielle System in seiner Totalität beeinflusst, sondern jene, in denen das Fieber einen topischen Charakter trägt. Hier erlangen die fraglichen Fasern der Tunica media offenbar einen Zuwachs von Lebenskraft, gleich wie jene im Uterus. Die Vermittelung desselben geschieht ohne Zweifel durch die Vasa vasorum, deren Bedeutung und Theilnahme in vielen Krankheiten, nach Lobstein's Ansicht, bisher nicht genug gewürdigt worden sind. Sollte man ihnen nicht zuschreiben, dass bei Sectionen sonst weisse Arterien manchmal sehr geröthet und auffallend injicirt betroffen werden? sollte nicht, was beim Erwachsenen und Greise abnorm, in der Kindheit naturgemäss sein? Warum erscheinen die Vasa vasorum im Fötus und jugendlichen Alter so hoch entwickelt? warum im Erwachsenen in Abnahme, im Greisenalter fast geschwunden? Ist die Jugend vielleicht nicht eben darum reizbarer; stammt nicht daher ihre schnellere Circulation?

Wären es Fasern von muskulöser Natur, womit Beide, Uterus und Arterien, bedacht sind, dann würde jener die nemliche vitale Kraft, die ihn während der Schwangerschaft auszeichnet, auch im entgegengesetzten Zustande ebenso gut behalten, als diese im Fötus ihre Contractilität bis zu dessen Greisenalter bewahren müssten. So lässt Natur diese Kraft nur so lange wirken, als die Wirkung nothwendig ist. Durch Gefäss-Entwicklung ward sie geboren; durch Gefäss-Schwund endet sie auch.

Die eben besprochene Analogie gilt nach Verfasser, bezüglich der Structur, auch für die Längsfasern der Trachæa und ihrer stärkeren Aeste; ob auch in Betreff ihrer Fähigkeit, lässt er ungewiss, da hierüber ihm Beobachtungen fehlen.

Wir schliessen unser Referat und mit ihm die Betrachtung der ersten Serie von Lobstein's Schriften nicht ohne Absicht mit den letzten Worten dieser Broschüre, weil sie den Hinweis enthalten auf die Richtung, der wir den Autor fortan huldigen sehen.

‚Diese Untersuchungen weiter zu führen ist Aufgabe der Pathologischen Anatomie. Sie wird, ich zweifle keinen Augenblick, meine Darlegungen rechtfertigen, und mit Hülfe genauer Beobachtung zu beweisen im Stande sein, dass alle Structurveränderungen nimmermehr Werke blinden Zufalls, sondern offenbare Wirkungen der freiwaltenden Natur sind, die auch für ihre Abwege gleich unabänderliche, wie ewige, Gesetze hat‘ (que la Nature suit, jusque dans ses écarts, des lois constantes et invariables).

V.

‚Vues générales sur l'Anatomie pathologique‘, vom Jahr 1818.

‚Des Arztes bevorzugte Stellung und wahres Verdienst gründen sich nicht lediglich auf Heilung und Linderung von Krankheit und Schmerz, sondern auch auf richtige Diagnose und jene Sicherheit der Prognose, wie sie nur durch allergründlichstes Wissen erlangt werden.‘

Mit diesem Ausspruche, der Lobstein's Artikel schliesst[54], beginnen wir dessen Analyse.

Soll ein Wissen aber gründlich werden, so darf es nicht bloss in die Tiefe dringen, sondern zugleich auch Alles umfassen, was in das Bereich seines Gegen-

54 P. 324, Tom. II. ‚Journal complémentaire du Dictionnaire des Sciences médicales.‘ Paris. 1818. 8.

stands gehört: es darf nicht lückenhaft sein. Diese Lücke sieht Verfasser in dem Mangel einer geordneten Doctrin, eines wissenschaftlichen Systems, die für die Pathologie dasjenige sind, was Anatomie für die Physiologie, kurz! in der bisher unzulänglichen Ausbildung der ‚Pathologischen Anatomie‘ als selbständige Wissenschaft.

Seit ihren ersten Anfängen unter Antonio Benivieni zu Florenz 1507 bis auf Bichat in Frankreich, Reil (1758-1813) und J. F. Meckel (1781-1833) in Halle, hat sie zwar verschiedene Phasen erlebt, und viele materielle wie formelle Modificationen und Bereicherungen erfahren, aber dennoch fehlte ihr bis dahin, wie gesagt, die eigentliche wissenschaftliche Selbständigkeit.

Darum war es zur dringenden Aufgabe geworden, sie zu einem würdigen Ganzen zu gestalten und der Anatomie, der Physiologie und Pathologie als Vierte ebenbürtig zur Seite zu stellen.

Als Beitrag zur Lösung dieser Aufgabe veröffentlicht Autor seinen individuellen Standpunkt durch folgende ‚Grundzüge zur pathologischen Anatomie‘.

Die Grundbedingung dieser Wissenschaft beruht in der Vereinigung von Anatomie und Pathologie, wie verschieden auch deren Verfahrungsweise sei. Denn bei Letzterer handelt es sich darum: aus gegebenen Krankheitsfällen und deren Symptomen die stattgefundenen Veränderungen der betroffenen Organe zu bestimmen;

bei Ersterer dagegen umgekehrt: aus nachgewiesener Veränderung der Organe auf die Erscheinungen zu schliessen, welche derselben unbedingt folgen mussten. Dort, bei der Pathologie, ist das Ziel ein anatomisches; hier, die Anatomie, prophezeit ein pathologisches; Beide eilen sie auf ihre Ziele, doch wo sie mittlerer Weile sich begegnen und neben einander wandeln, da liegt das Object der pathologischen Anatomie.

Jede organische Krankheit war zuvor dynamisch, d. h. beruhte auf blosser Affection der normalen Lebenskraft, welche, ob gesteigert, ob irrig geleitet oder qualitativ verändert, schliesslich auch eine Veränderung des Organs und seiner Thätigkeit zur Folge hatte.

Die Reihe von Zufällen und Ercheinungen während einer organischen Krankheit lässt sich sonach in Gedanken zeitlich in zwei Abschnitte theilen; in den, der dem Auftreten der organischen Veränderung voraus geht; und in den, der ihr nachfolgt. Das Centrum beider bildet das erkrankte Organ. Von ihm soll der Anatom forschen, was war; von ihm künden, was wird; er soll zwischen Vergangenem und Künftigem in der Mitte stehen, und dabei seine Physiologie auch pathologisch verwerthen.

Dies der erste Fundamentalsatz für den Bau der pathologischen Anatomie. Die beiden folgenden betreffen die Methode der ferneren Forschung, und den Geist, in welchem dieselbe zu führen ist.

Erstere muss, abweichend von der bisherigen, die

sich mehr nur mit den Aeusserlichkeiten, mit Form, Volumen, Farbe, Beziehungen u. s. w., eines erkrankten Organs befasst hatte, fürder in dessen innerste Structur eintreten, um es mit seinem gesunden Zustand zu vergleichen; sie muss vor Allem analytisch sein, denn nur auf der analytischen Methode fusst wahre Anatomie; ferner muss sie, wenn unsere Hilfsmittel nicht mehr genügen, noch im Geiste fortgesetzt werden (animo comtemplare, quod oculo non vides); und endlich auch die flüssigen Bestandtheile des Körpers nicht minder, als die festen, in das Bereich ihrer Untersuchung ziehen. Dabei müssen unaufhörlich Aehnlichkeiten gesucht, Vergleichungen angestellt, Sympathien erforscht, Abweichungen erklärt, und gezeigt werden, dass die Natur sich immerdar in strengen Grenzen hält. Schliesslich sind die Ergebnisse dieser Untersuchung ebenso methodisch zu classifiziren. Die Anleitung hiezu gibt die Natur der Wissenschaft selbst: die anatomische Eintheilung soll auch hier die Grundlage bilden.

So viel von dieser Methode. Ohne sie stände unsere Wissenschaft ewig auf dem nämlichen Flecke; denn, würde sie nur Thatsache an Thatsache reihen, — nimmer gäbe es, wofern nicht ein genialer Anatom diese vereinigte, und nach ihren Beziehungen und Analogien einander coordinirte, dann eine glänzende Kette von Wahrheiten.

Was den Geist betrifft, der diese Arbeit beseelen und leiten soll, so ist vor Allem der Gedanke: pathologische Anatomie sei reine mechanische Kunst, absolut zu verbannen. Auch der Trieb zur Arbeitsamkeit allein genügt nicht, obgleich wir ihm die schönsten Entdeckungen verdanken, sondern der patholog. Anatom muss sich zu Betrachtungen höherer Art empor zu schwingen wissen; er muss die Früchte seines Fleisses, die geernteten Wahrheiten, aus allgemeinen Gesichtspunkten betrachten, seine Gedanken hierüber verbreiten und — anatomischer Philosoph werden. Hat doch gerade solche Philosophie schon mehr denn Ein Mal dieser Methode zum Leitstern gedient; war doch sie es, die zum Oefteren die Initiative gegeben; ist von ihr doch schon so Manches geahnt und vorher gefühlt worden, bevor noch die Sonne der Wahrheit ihm aufgegangen? So führt der Ideengang in der Regel vom Besonderen zum Allgemeinen. Häufig geht jedoch die Philosophie der Anatomie den umgekehrten Weg, und verweist ihren Jünger aus der Gedankenwelt herab zu dem einsamen Factum.

Eine andere Frage, womit unsere Wissenschaft sich zu beschäftigen hat, und die bis jetzt noch in keiner Weise gelöst ist, betrifft die Ursache gewisser Einrichtungen im thierischen Körper, für die wir, nach dem heutigen Stande unserer Kenntnisse, weder einen Zweck, noch eine Nothwendigkeit, einsehen. Warum tritt z. B. der Spinal-Nerv in die Gehirnhöhle, um unmittelbar darauf wieder heraus zu kommen? u. s. w.

‚Wohl weiss ich‘, sagt Verfasser (und diese Stelle wollen wir ganz mittheilen), ‚dass Fragen dieser Art für leer und unnütz gelten in den Augen von Autoren, die, Feinde von Allem, was geistiges Vertiefen heisst, stets nur an oberflächlichen Betrachtungen haften bleiben, dieweil es doch so natürlich ist, dass der denkende Mensch auch nach dem ,Warum' der Dinge frage, um sich aus der demüthigenden Lage voll Zweifel und Unsicherheit zu befreien. Und dabei ist das Wunderlichste, dass man solch kalten Indifferentismus gar noch ,Philosophie' zu nennen beliebt; das Betrübende aber, dass durch solche Anfeindung und Discreditirung jeden tiefern Denkens, und allen geistigen Vorandringens, auch alle Anregung zu förderlichen Versuchen gehemmt wird. Allerdings ist mit mancher Folgerung bisweilen Missbrauch getrieben, und man hierdurch zu Hypothesen geführt worden, deren Unhaltbarkeit die Wahrheit der Thatsachen schliesslich entstellt hat; aber es heisst doch der Wissenschaft, wahrlich, einen sehr übeln Dienst leisten, wenn man die Wissbegierde zügelt, die, auf Erfahrungssätze gestützt, durch der Ungewissheit Dunkel sich Bahn zu brechen strebt. Möglich, dass, wie in einem Labyrinthe, der Geist zeitweilig umher irre, aber alle Irrgänge münden ja schliesslich im Hauptwege, und es bedarf nur der Rückkehr zum Ausgangspunkte, um die Gewissheit zu haben, immer wieder auf die richtige Bahn zu gelangen.'

Als Führer hierbei dient die Fackel der Physiologie[55],

[55] ,Les conjectures ont été quelquefois les étincelles, au feu desquelles la bonne Physique a allumé le flambeau de l'expérience. Charles Bonnet (1620-1689).

die wir darum, wohl ohne Widerspruch zu erfahren, gleichfalls mit zu den Grundelementen der patholog. Anatomie zählen.

Aus Allem Bisherigen geht hervor, dass organische Krankheiten aus 3 Gesichtspunkten studirt werden müssen, oder dass vielmehr ihre Untersuchung von dreierlei Art sein soll, nämlich:

1) Anatomische Analyse der Structur-Veränderung des Organs.
2) Physiologische Betrachtung über dasselbe, nebst Versuch, das ‚Wie' und ‚Wodurch' der Veränderung zu erklären.
3) Ergründung der Beziehungen zwischen der Structur-Veränderung und der Thätigkeit des Organs, d. h. der Krankheits-Anzeigen und Erscheinungen (Symptomatologie und Phænomenologie).

Zur Erläuterung dieser Methode lässt Verfasser zwei Beispiele folgen (Hydrops ventriculi cerebri und Vomica pulmon.), aus deren schematischer Behandlung allein schon die Fülle und Neuheit von Fragen ersichtlich, die die patholog. Anatomie künftighin zu stellen und zu beantworten haben wird.

Nachdem Verfasser von der Methode und dem Geiste, wornach die patholog. Anatomie zu behandeln sei, gesprochen, geht er zu den übrigen Erfordernissen für ihr wissenschaftliches Fortschreiten über, und betont beim Studium der Anatomie hauptsächlich die genauere Kenntniss der Gewebe und des Baues der Organe

(Histologie), warnt jedoch vor allzu minutiöser und zeitraubender Grübelei, weil darüber der Zusammenhang und die Beziehungen der Theile zu einander leicht verloren gehen und kein physiologischer Gedanke aufkommen kann, während Reflexion und Urtheil beständig das Scalpel des Anatomen begleiten sollen. Darum bleibt auch hier die goldene Mitte zu halten zwischen dem detaillirenden Verstande, der bei Geringfügigem zwecklos verweilt, und jener stolzen Leichtfertigkeit, die kein tieferes Eindringen kennt, und auf ebenso oberflächliche, als übel geleitete Untersuchungen Systeme und Theorien zu bauen sich anmasst.

Als weitere Bedingung fordert er vom Anatomen sorgfältiges Erforschen der gelehrten Quellen. ‚Suchen wir uns Rath bei den Alten', ruft er; ‚nützen wir vorausgegangene Beobachtung; lernen wir, was bereits vollbracht ist, um zu wissen, was noch zu vollbringen übrig bleibt; aber hüten wir uns zugleich, Alles, ohne Unterscheidung und Prüfung, für wahr zu halten und zu verwerthen. Denn man darf ja nicht vergessen, dass zu einer Zeit, da der Geist der Philosophie das Wissen noch nicht geadelt hatte, manche Schriftsteller nach Wundern gesucht und, um die Einbildungskraft des Lesers zu fesseln, ganze Bücher gefüllt haben mit Ungeheuerlichkeiten, die vor der Leuchte des Fortschritts in das Dunkel ihrer Herkunft zurück gesunken sind.'

Aber die Aufzählung der Vorbedingungen zum Gedeihen der pathol. Anatomie ist unzureichend, wenn man nicht zugleich auf die Klippen aufmerksam macht, die bei ihrem Studium zu vermeiden sind. Dahin gehört vor Allem die Verwechslung von Erscheinungen des Krankheitsprozesses mit jenen der erlöschenden Lebenskraft oder gar des Todes; ferner, bezüglich der Ersteren, die Verwirrung der Ursachen und Wirkungen; endlich der Irrthum, in welchen Aerzte sehr leicht gerathen, indem sie wähnen, die pathologische Anatomie müsse über jede nächste Krankheits-Ursache sofort unfehlbaren Aufschluss geben. Leider ist dem nicht so; auch diese Wissenschaft hat ihre Grenzen, wie überhaupt menschliches Wissen. Und trotzdem dürfen wir nicht läugnen, dass, wie jung und unvollkommen sie noch sei, sie allen Zweigen der Medizin doch bereits wesentliche Dienste geleistet habe. (Folgt die ausführliche Betrachtung ihrer Leistungen für die Anatomie, die Physiologie, die Pathologie, die Chirurgie, die Geburtshülfe, die Gerichtl. Medizin und die Therapie.)

‚Doch, abgesehen von diesen Vortheilen, kann man den hohen Einfluss nicht verkennen, den diese Wissenschaft auf den Geist der medizinischen Philosophie selbst ausübt. Denn, wenn die Aufgabe der Letzteren darin beruht, auf Thatsachen Theorien zu gründen, zur Erforschung der Wahrheit nur den Weg der Analogie und Induction zu gehen, und lediglich auf Grund scharfer Zergliederung zu Betrachtungen höherer Natur sich zu erheben, welche Wissenschaft wäre geeigneter, uns die richtige Bahn zu führen, wenn nicht eben diese Anatomie, die, durch Beschäftigung mit Objecten vorherrschend materieller Natur, den Geist unausgesetzt zum Studium des Organismus drängt und auf dem soliden Boden der Erfahrung zurückhält, statt ihn in ungezügelten Hypothesen und endlosen Träumen sich verirren zu lassen?'

,Darum ist das Vertrautsein mit ihr die sicherste Wehr gegen die Manie, allezeit Alles aus speziellen Urtheilsgründen erklären zu wollen. Hätte man sich vom Wege reiner Beobachtung nimmer entfernt, so würden die Annalen der Medizin nicht Männer zu verzeichnen haben, die von jeher, und selbst noch heute, ihre individuellen Conceptionen an Stelle der Realität gesetzt, und mit ihren Systemen bis in die medizinische Praxis hinein nachtheilig gewirkt, ja die Kunst an die subtilste metaphysische Speculation verrathen haben. Darum müssen wir unablässig bemüht sein, der Medicin ihre hohe Stellung unter den Beobachtungs-Wissenschaften zu wahren.'

VI.

,**Discours sur la Prééminence du Système nerveux dans l'économie animale, et l'Importance d'une étude approfondie de ce système**', vom Jahre 1821.

Indem wir aus Lobstein's schriftstellerischem Nachlass auch dieser Festrede gedenken und sie in den Rahmen unserer Beilagen aufnehmen, geschieht es weder aus jenem unersättlichen Eifer, womit so manche Referenten ihre Blätter bis zur Ermüdung des Lesers mehr und mehr anhäufen, noch aus irgend einem anderen Grunde, als einzig dem, zur wissenschaftlichen Charakteristik des Autors Wesentliches nicht zu übergehen.

Dahin gehört aber wohl die erste Lebensäusserung seiner Idee von der Nervenkraft, die wir in seinen späteren Arbeiten eine so hervorragende Rolle spielen sehen, und die das Thema dieses Vortrags bildet, der auf Verlangen der Studirenden, an die er gerichtet, mit Noten bereichert im Druck erschien[56].

Damit aber unsere Leser den Verfasser auch von Seite des Redners kennen lernen mögen, so treten wir von unserem relatorischen Standpunkte für diesmal zurück, und geben, gleichwohl den Zusammenhang wahrend, die Hauptstellen seiner Rede auch mit seinen eigenen Worten.

Nach einer längeren Einleitung, worin dem Nutzen der Naturlehre, den Verdiensten ihrer einzelnen Doctrinen, namentlich der Medizin und deren Leistungen für das Wohl der Menschheit, gebührende Anerkennung gezollt wird, bespricht er die Geschichte und den gegenwärtigen Zustand seiner Wissenschaft und gelangt zur Frage, welchen Vortheil sie vom gründlichen Studiume des Nervensystems zu erwarten habe? Dann fährt er weiter :

[56] Strasbourg, chez Levrault. 1821. 8. 46 Seiten.

,Il n'y a, ce me semble, qu'un moyen de faire faire des progrès à la médecine, considérée d'abord comme science : il consiste dans ,l'analyse des phénomènes vitaux en état de santé et de maladie'. Cette analyse doit être la première de toutes les recherches; elle devient ensuite la chaine, qui lie la théorie à la pratique. Mais l'analyse de ces phénomènes nous fait remonter à un seul agent, dont tous les autres dépendent, et qui est ,le principe du sentiment.' Quelque grande que soit la variété, que nous observons dans les actes de la vie, il faut en revenir constamment à l'activité de ce principe, uniquement départi au système nerveux.' (Folgt der Nachweis des Nerven-Einflusses im physiologischen wie pathologischen Zustande mit Angabe der Erfahrungen und Versuche von Legallois, Dupuytren, Provençal, Cruishank, Brunn, Arnemann, Wilson Philipp, Magendie, Humboldt, Reil u. A., woraus zur Evidenz hervorgehe, dass jede Lebensthätigkeit, und wie immer das Princip, wovon sie abhängt, wirken möge, ihren ersten Impuls immer nur von den Nerven empfange.)

,N'est-ce pas un principe particulier, renfermé dans les nerfs, qui constitue leur éssence, leur nature intime? Quelle que soit la divergence d'opinions sur ce point, il est incontéstable, que les nerfs vivans ne sont pas les mêmes, que ceux du cadavre, et qu'il se trouve dans les premiers autre chose que les élémens grossiers, dont ils sont composés, le névrilème, la pulpe et les vaisseaux sanguins: , un principe les remplit et les anime '. Quoique d'une subtilité éxtrème, il faut pourtant qu'il soit matériel. Comment serait-il conduit et distribué, s'il était immatériel? Une simple ligature arrêterait-elle son mouvement? Ce qui, à mon avis, a retardé les progrès de la physiologie dans l'étude du système nerveux, c'est l'obstination, avec laquelle on a repoussé tout ce qui ne tombe pas directement sous les sens. ' (Müsste man nicht ebenso gut die Existenz und den Einfluss von Miasmen, von Wärme, von Electricität und Magnetismus läugnen? Wie stünd' es um die Electricität gewisser lebender Wesen? Beweisen die weiteren Versuche von Aldini, Hallé, Nysten, Volta, Humphry Davis und Humbold nicht z. B. eine Identität der physischen Electricität mit der animalen? und könnte diese nicht vielleicht das Agens bei den Secretionen sein?)

, S'il est donc plus que probable que les nerfs renferment un principe intangible et impondérable, ne faut-il pas reconnaître, qu'il s'opère incéssamment une émanation de ce principe dans toutes les parties, auxquelles les nerfs se rendent? Qui pourrait concevoir ce fluide hermétiquement renfermé dans leurs cordons? comment se figurer ceux-ci placés entre deux corps isolans, déstinés à empêcher toute évaporation de leur subtil élément? Pourra-t-on, au contraire, se refuser à admettre cette sorte d'atmosphère intérieure répandue dans tout le corps? Quoi! la sphère d'activité des nerfs finirait là, où se terminent leurs rameaux? Non, un élément souverainement vital et vivifiant, quoique préparé et conduit par des instrumens grossiers, parcourt toutes leurs ramifications. Incoërcible par sa nature, il pénètre dans tous les points de l'être organisé, fait rentrer dans le domaine de la vie des parties, qui semblent s'en écarter, et leur départ, dès qu'une irritation quelconque y appelle son courant, des propriétés, qu'elles ne possèdent pas dans l'état ordinaire.' (Folgen einige Beispiele. Nägel und Haare besässen zwar keine Nerven, wurzelten aber dafür auf einem nervösen Boden.) ‚Et voilà comme, en définitif, tout est soumis à l'influence du système nerveux, parce que le principe incoërcible, qui lui appartient, peut tout atteindre et tout animer...... Ce que le conducteur est aux chars, la puissance nerveuse l'est aux organes: ceux-ci peuvent travailler sans elle, mais ils travaillent au hasard; leur marche n'est ni dirigée, ni régularisée.... Pour moi, j'ai la conviction, que c'est du système nerveux, que tout part, et que c'est vers lui, que tout aboutit. S'il doit être considéré comme le premier agent, les autres appareils, et notamment le système artériel, sont ses instrumens: c'est d'eux, qu'il se sert pour opérer les changemens, tant transitoires que permanens, dans l'état de santé et de maladie; c'est donc aussi lui qu'il faut accuser de tous les dérangemens spontanés, qui dérivent de l'action irrégulière du principe vital..... Ceci me conduit à examiner la part, que prend le système nerveux à la *production des Maladies.*'

‚Si les nerfs sont doués d'une telle prééminence dans l'exercice régulier des fonctions, on doit dès-lors les considérer comme remplissant le rôle le plus important dans la production des maladies. Tous les principes morbifiques, toutes les puissances nuisibles doivent frapper à cette porte avant de pénétrer dans l'économie et d'en affecter l'ensemble. Ce sont les nerfs, qui éprouvent le premier choc de la part de ces agens. De là vient, que la plupart des maladies spontanées préludent par un mal-aise, qui n'est autre chose, qu'une impression désagréable, reçue par les nerfs et transmise par eux aux deux centres communs des sensations, le centre céphalique et le centre épigastrique. Cette indisposition, qui dévance plus ou moins longtemps le moment, où la maladie se déclare, en marque rééllement l'invasion aux yeux de l'observateur attentif. Pendant cet intervalle les nerfs, si l'on peut ainsi dire, sont montés sur un autre ton, et leur température vitale est changée: déjà se prépare, dans le silence et par une sorte d'incubation, l'orage qui doit bientôt éclater.' (Folgt weitläufige Erklärung des Mechanismus d. h. der Rückwirkung der Nerven auf das Gefässsystem vom Standpunkte der Anatomie und Physiologie. Sodann der Hinweis, dass, so lange die gereizte Nervenkraft sich bloss in der gewöhnlichen Sphäre der Secretionsorgane bewege, die Krankheiten auf eine, für den Organismus wenigst nachtheilige, Weise verliefen; dass dieselben aber einen gefährlicheren Charakter annähmen, sobald jene Kraft das Blut in Mitleidenschaft ziehe. Dann entstehe jene lange Serie organischer Krankheiten, die den Gegenstand einer eigenen Wissenschaft, der pathologischen Anatomie, bildeten; bleibe jedoch die Wirkung dieser Kraft auf sie selbst beschränkt, beginne und endige der Prozess im Nervensysteme allein, so erscheine als Gefolge jene zahlreiche Schaar von Krankheiten, die die Pathologie unter den Namen von Spasmen, Convulsionen und Neurosen begreife.)

‚Ainsi, Messieurs, de quel côté que nous tournions nos regards dans le vaste champ de la pathologie, nous retrouvons constamment le système nerveux en première ligne....‘

‚Toute maladie est donc une opération vitale, à laquelle président les nerfs d'après des lois et des règles, qui découlent de l'organisme lui-même. Voyez, comme ces lois et ces règles sont constantes dans les affections aiguës. Pour l'exacte observateur l'invasion, le cours, la durée, les phases des maladies sont encore les mêmes qu'elles étaient il y a vingt-trois siècles. Si leurs phénomènes n'étaient pas aussi constans, leur marche aussi invariable, aurait-on pu les coordonner et les distribuer en classes, en ordres, en genres et en éspèces? surtout, aurait-on réussi à les décrire et à en rédiger l'histoire? Pourrions-nous montrer des tableaux si vrais, si fidèles, de ces mêmes affections? Si l'on est moins avancé à l'égard des maladies chroniques, qui dépendent ordinairement d'une altération de tissu, c'est qu'elles n'ont pas encore été observées avec autant de soin. Cependant elles offrent à nos recherches un champ fertile, mais dans lequel nous ne pouvons avancer que guidés par le double flambeau de l'anatomie et de la physiologie..... ‘

‚Le point, où j'en veux venir, Messieurs, ne saurait être douteux : je veux présenter la maladie, aiguë ou chronique, avec ou sans changement de structure, comme un procédé vital, dont il est nécessaire d'étudier les élémens et les lois. Si, comme je n'en doute pas, les médecins s'occupent sans relâche à rechercher les symptômes des maladies; si, par des éxpériences délicates, ils continuent d'interroger la nature; s'ils mettent toute leur attention à épier sa marche dans l'état de santé et de maladie, — il arrivera un temps, où l'on connaîtra la théorie de chaque affection pathologique, c'est-à-dire qu'on saura comment la nature s'y est prise, comment elle a opéré, quels élémens elle a employés pour produire une altération donnée soit dans les propriétés vitales, soit dans la structure des organes. On pourra peut-être un jour poser le problème suivant : ‚Les élémens morbifiques étant connus, la loi d'après laquelle la nature opère sur ces élémens étant déterminée — indiquer la maladie, qui doit en résulter.‘ L'intelligence humaine acquerra peut-être des notions si claires et si éxactes, qu'elle pénètrera quelques-uns des secrets, que nous dérobe encore la nature, et que, se mettant pour ainsi dire à sa place, elle pourra dire, comme le mathématicien de l'antiquité : Qu'on me donne tels élémens, qu'on mette à ma disposition telle force — et je produirai tel éffet.‘

‚Serait-il donc si téméraire d'entrevoir cette perspective, quand les sciences naturelles, dignes auxiliaires de la médecine, s'avancent à pas de géant vers une perfection, à laquelle on n'osait pas même songer il y a quelque temps? ‘

(Folgt die Aufforderung, die Resultate der Physik und Chemie künftig in der Medizin besser zu verwerthen, Versuche und Vergleichungen anzustellen, und, ausser auf Schleim, Galle, Auswurfsstoffe u. s. w., auch auf die unsichtbaren Fluida, welche die Organe durchdringen oder in ihnen sich entwickeln, fürder besseres Augenmerk zu haben. Denn die Zeit sei gekommen, da man in die Pathologie auch noch andere Kräfte als wirksam aufzunehmen habe, und sich begierig der unvermutheten Beziehung bemächtigen werde, die zwischen jenen gewaltigen Naturkräften und dem thierischen Organismus bestehen. Schliesst mit Aufzählung der Experimente und Entdeckungen eines Fontana, Spallanzani, Bichat, Brodie, Autenrieth und A.)

‚De ce concert admirable d'efforts, de cette tendance unanime vers un but commun, quoique par des moyens différens, naîtra, j'aime à le prévoir, *un nouvel ordre de choses dans la théorie de la médecine, qui deviendra une des sciences les plus sublimes et les plus éminemment philosophiques.* ‘

‚Mais, si un jour le perfectionnement de la médecine peut atteindre à ce point, qu'elle nous présente une théorie juste sur chaque maladie; si l'esprit humain parvient à saisir les élémens dont chacune d'elles se compose, et si, par la force de la pensée, il les coordonne de manière à pouvoir ‚*faire et composer*‘ la maladie de toutes pièces, pourquoi n'arriverait-il pas un temps, où il serait possible de la ‚*défaire*‘ et de la ‚*décomposer*‘? Il n'est pas absurde d'imaginer, qu'il sera un jour au pouvoir de l'art, de neutraliser l'action des puissances morbifiques; d'enrayer les mouvemens vicieux, que ces puissances ont déterminés dans le système nerveux, source première de toutes les affections pathologiques; de dérober à celui-ci les agens, qu'il emploie dans ses opérations, et de briser entre ses mains l'instrument, dont il se sert pour produire tels ou tels dérangemens organiques. Supposez que nous soyons bien instruits de tout ce qui se passe dans une fièvre nerveuse, que nous puissions indiquer à point nommé le temps où chacun de ses élémens entre en action : serait-il indifférent de pouvoir les attaquer successivement en opposant à chacun d'eux un moyen capable ou de l'écarter, ou de l'anéantir, ou de neutraliser son influence? . . . N'obtiendrait-on pas d'heureux résultats, si l'on rendait le système sanguin sourd aux sollicitations des nerfs ébranlés? . . .‘ (und dergleichen Fragen mehr.)

‚Tel est, en effet, le noble but de l'anatomie pathologique : ‚soumettre à l'analyse les changemens qu'ont introduits les maladies dans la texture des organes, et déterminer le mécanisme de leur formation.‘ C'est de cette manière seule que cette étude deviendra féconde, tandis que des milliers d'observations, qui n'auraient pour objet que l'indication stérile des faits, ne seraient d'aucune utilité pour la science.'

,Le perfectionnement de la médecine me parait donc possible, et la connaissance approfondie des nerfs et de leur influence me semble la voie la plus sûre pour parvenir à ce but désirable. Toutefois je suis loin de prétendre que cette étude soit la seule qui puisse nous y conduire. Nous serons sûrs d'en approcher, tant que nous prendrons pour guide l'observation et l'expérience. Mais il demeure incontestable, qu'une analyse plus parfaite du système nerveux, une détermination plus précise du rôle qu'il joue, tant dans l'état de santé que dans les maladies, est un des objets les plus dignes de l'attention du médecin. Ce que les philosophes et les médecins de tous les temps ont soupçonné, pourra être réalisé maintenant, que nous avons des données, qui leur ont manqué. Le pneuma de Pythagore, de Platon, d'Aristote; le souffle d'Hyppocrate et de Galien; l'archée de Van-Helmont; l'éther de Descartes; l'âme sensitive, le fluide nerveux, les ésprits vitaux des Modernes, tous ces agens, admis par les hommes les plus versés dans l'étude de la nature et de ses lois, n'ont jamais été considérés que comme le véhicule de la force vitale, et ne sont dès-lors autre chose, que la matière incoërcible du système nerveux, analogue aux principes impondérables, dont s'occupe la physique, mais en différant essentiellement en ce qu'elle est constamment soumise à une force particulière, celle de la vie. Ainsi les temps passés se rattachent aux temps actuels par le lien indissoluble de la science, et ce que les Anciens avaient pressenti par la force de leur génie est, pour ainsi dire, constaté par les découvertes des Modernes.'

,Messieurs les étudians, j'ai voulu vous présenter le tableau des progrès futurs de la médecine, tels que je les entrevois après les travaux, dont je vous ai donné l'idée. Si les connaissances, que vous puisez dans vos leçons d'anatomie, de physiologie, de pathologie, de physique et de chimie médicale vous familiarisent avec le rôle important, que le système nerveux joue dans l'économie animale, et si vous examinez ce système dans ses rapports avec les principaux agens des phénomènes de l'univers, vous marcherez dans le chemin qui conduit au perfectionnement dont la médecine est susceptible. Vous contribuerez vous-mêmes à ce perfectionnement, si vous donnez à vos études la direction que je vous ai indiquée; et quand le but, que je vous ai proposé, caché dans le lointain, ne s'offrirait encore que coufusément à vos regards, agissez comme si vous étiez appelés à l'atteindre : que, pour soutenir votre courage, chacun de vous jette les yeux sur la marche lente de quelques-unes des sciences, qui honorent le plus l'ésprit humain ; qu'il se persuade, qu'il sème pour de futures récoltes; que les faits, qui lui paraissent encore isolés et sans importance, recevront leur valeur plus tard, lorsque, employés par la main du génie, ils auront pris rang dans l'ordre des découvertes et qu'ils formeront quelques-uns des anneaux de la chaine des vérités.'

,Et dans quel moment êtes-vous appelés à vous livrer à ces paisibles travaux? c'est lorsque, abjurant les conquêtes des armes, tous les cœurs bien nés n'aspirent qu'à étendre le domaine des sciences et des arts, et à fonder sur lui la prospérité et la gloire de leur pays. Gloire solide et durable, toi, qui brilles d'un éclat pur et éternel dans les fastes de l'humanité, s'il m'est permis de t'invoquer dans ce jour solennel, c'est pour mêler au langage de l'Académie la voix du citoyen!'

,Trente ans d'agitations et de troubles n'ont pu étouffer dans les cœurs français les sentimens nobles et généreux; longtemps comprimés par le déspotisme, un gouvernement juste et réparateur leur a donné un nouvel essor. L'étonnante activité de la nation se dirige vers tout ce qui est éminémment utile et honorable; la carrière est ouverte à toutes les recherches : rien n'arrête désormais les efforts du génie dans la sphère incommensurable. Mûrie par l'adversité, victime des excès les plus opposés, la France goûte le repos sous le sceptre tutélaire de son Roi (Louis XVIII).'

,Plus heureux que nous, Messieurs, vous ne serez plus balottés au gré d'une capricieuse tyrannie, vous ne serez plus arrachés, d'une main violente, à la culture de votre état : les malheurs, qu'entraînent les Révolutions, vous ne les connaîtrez que par l'histoire, juge impartial des choses et des hommes. Passionnés pour une sage liberté, enflammés de l'amour de la patrie, vous saurez en même temps vous prémunir contre les égaremens et les éxcès, auxquels l'inéxpérience conduit si aisément la jeunesse : nous en avons pour garans votre conduite, toujours calme et irréprochable, même dans des momens de crise et d'éffervescence. Tout entiers à vos études, vous ne vous êtes livrés qu'à vos devoirs, vous ne vous êtes occupés qu'à perfectionner vos connaissances : j'en atteste ces sujets distingués qui, sortis de vos rangs, ont été appelés à des postes honorables par la confiance de leurs concitoyens et par celle de l'autorité supérieure; j'en atteste ces concours brillans, qui ont fait ressortir des talens précoces, et où l'âge s'est trouvé dévancé par le savoir et l'érudition.'

,Vous, qui vous êtes distingués dans cette lutte honorable, venez recueillir le prix de vos travaux : ces prix, rehaussés par l'éclat de cette honorable assemblée, vous exciteront, j'en suis sûr, à redoubler d'ardeur et de zèle, et allumeront dans le cœur de vos jeunes condisciples le feu d'une noble émulation; comme vous, il marcheront dans les sentiers de l'étude et de la sagesse, et au retour d'une pareille solennité de semblables efforts leur mériteront, comme à vous, de semblables applaudissemens.'

Auf eine andere Festrede des Autors vom 17. December 1829; ,*Sur les avantages des Etablissemens cliniques*' (Strasbourg, Levrault 1829. 4⁰), wollen wir nicht verfehlen, an dieser Stelle aufmerksam zu machen. Sie ist, ihrem Thema gemäss, zwar weniger wissenschaftlich gehalten, aber mit ebenso hellem Auge, als wohlthuender Wärme und Begeisterung für seinen Stand, geschrieben.

VII.

,**Trisplanchnique**' (nerf). Article du ,*Dictionnaire des Sciences médicales*' (Tome LVI, p. 9. Paris 1821), vom Jahre 1821.

Was die ,Vues générales sur l'anatomie pathologique' und der ,Discours sur la prééminence du système nerveux' für Lobstein's späteres Lehrbuch jener Wissenschaft sind, das nämliche bildet vorliegender Artikel: eine einleitende Vorarbeit zur Monographie über den Nervus sympathicus; zugleich aber auch den Beweis, wie er mit der Aufforderung, das Nervensystem künftig gründlicher zu studiren, als Lehrer mit bestem Beispiele voranging.

Der Artikel zerfällt in 5 Abschnitte: 1) beschreibende Anatomie des Nervs; 2) allgemeine Betrachtung über dieselbe; 3) Entwickelung des Nervs; 4) innerste Structur desselben; 5) seine Lebenseigenschaften und Functionen.

Den 1. Abschnitt können wir füglich mit der Bemerkung übergehen, dass hierin des Autors Untersuchungen und Lehren von denen der Neuzeit nicht wesentlich verschieden sind.

Aus dem 2. Abschnitte sei hervorgehoben:

a) bezüglich der Anordnung des Nervs, dass Verfasser, gegenüber von Haller und Bichat, ihn seit 25 Jahren stets als ausgesprochenen, continuirlichen Strang gefunden habe, der in Bezug auf Ursprung,

Lage und Verlauf keine so grossen Anomalien und Variationen darbiete, als dies der Fall sein müsste, wenn er aus einem Conglomerate unregelmässiger und verschiedener, aus den Centren stammender Aeste bestünde. Darum erscheine ihm das vegetative Nervensystem nicht minder regelmässig, als das animale, construirt.

b) betreffs der Verschiedenheit der äusseren und inneren Zweige (erstere sind die mit Spinal-Nerven anastomosirenden, letztere die zu den Organen gehenden): dass die inneren gleich, vom Ursprung an, sich theilten und wieder theilten, beständig Arterien begleiteten, Netze und Gewebe um sie bildeten, und bisweilen dergestalt eng mit ihnen verwachsen seien, dass sie gleichsam ihre äussere Hülle zu bilden schienen, während die äusseren Zweige in der Regel ungetheilt blieben, mehr isolirte Fasern darstellten und Blutgefässe, so zu sagen, mieden: eine Anordnung, die schon an sich auf verschiedenartige Function schliessen lasse, welche Annahme noch durch den Umstand bestärkt werde, dass die Letzteren stets von nämlicher Farbe, Structur und Dichtigkeit seien, dagegen die inneren hierin variirten, namentlich in der Nähe der Carotis zärter und gerötheter erschienen, im Allgemeinen aber keiner ihrer Zweige dem anderen gleiche, was insbesondere von jenen des Ganglion semilunare gelte.

c) in Rücksicht des Verlaufs und der weiteren Verbreitung der innern Zweige: dass, abweichend von Sœmmering und Behrens, die sie wegen der grossen Adhärenz nur für Arterien-Nerven erklärten und nicht in das Gewebe des Herzens eindringen liessen, die Untersuchung lehre, dass einige Nervenfasern allerdings zur innern Oberfläche dieses Organs gehen und gleichsam unter deren Membran schlüpfen, die ihnen zur Scheide dient; dass andere sich im Parenchyme, der grössere Theil jedoch, ohne tiefer, als bis zur 4ten Lage, vorzudringen, im Zellgewebe der Arterien verlieren. Aus letzterem Umstande dürfe man indess nicht schliessen, die Arterien hätten für ihre innere Membran keine Fasern; vielmehr sah Verfasser mehrere von diesen durch das Zellgewebe der Aorta pectoralis und abdominalis, sowie durch die Tunica fibrosa hindurch dringen, und sich der Tunica interna nähern. Auch sei bemerkenswerth, dass bei Venenstämmen bis jetzt niemals Nervengeflechte des Trisplanchnicus als Begleiter beobachtet wurden[57], dagegen sei die Ansicht, als gäben seine Ganglien an die Organe, die dem Willen unterworfen sind, kleine Filamenta ab, durch die Thatsache widerlegt, dass in den langen Hals- und Intercostal-Muskeln und dem Zwerchfelle solche deutlich nachgewiesen worden seien.

Den 3. Abschnitt dürfen wir cursorisch behandeln. Der Nerv zeigt sich: a) in der Brust des Embrio von 14 Wochen bereits als dicker, röthlicher Strang, weil hier die Ganglien einander sehr nahe liegen. Sein Ganglion cervicale superius erscheint abgerundet, 2''' lang, ½''' breit; das Semilunare dagegen ist noch voll-

57 Vid. dagegen Beilage Nr. VIII.

kommen unsichtbar; b) in Einem von 5 Monaten (6 Zoll langen) sieht man ihn schon als sehr entwickelten Stamm von der Basis cranii bis in's Becken ohne Unterbrechung fortlaufen, und seinen Ursprung aus 3 Wurzeln nehmen. Die Semilunar-Ganglien, wenig ausgesprochen und welk, hafteten an den Gefässen und Kapseln der Nebennieren; c) im Fötus von 8 Monaten war das Ganglion cervicale sup. roth und ziemlich consistent; ebenso der Stamm in der Lumbalgegend; derselbe im Allgemeinen leicht erkennbar, gerstenförmig und sich in einem höchst primitiven Ganglion semilunare verlierend; d) im ausgetragenen Fötus ist das obere Cervical-Ganglion 8''' lang, $1\frac{1}{2}$''' breit, und gibt 4 Fasern für die Carotis externa, eine 5te an den Muscul. crico-thyreoïdeus; die ausgebildeten Ganglien des Thorax, von Farbe roth, stehen fast sämmtlich mit den Dorsalnerven in Verbindung; der unterbrochene Stamm zeigt zwischen den Ganglien $\frac{1}{3}$''' Dicke; die Lumbar-Ganglien sind deutlich ausgesprochen, die Semilunaren hingegen im Verhältniss zu den anderen ziemlich klein.

Aus dieser Beobachtung liesse sich in physiolog. Beziehung folgern, dass die Functionen der Unterleibsorgane beim Fötus entweder träge, oder wenigstens einer gewissen Energie noch nicht bedürftig seien; während bekanntlich im Greisenalter die Ganglien viel blässer aussehen, weniger saftreich erscheinen, und eine geringere Zahl von Fasern entsenden.

Im 4. Abschnitt wird die innere Structur a) des

Stammes; b) der Zweige; c) der Ganglien; und d) der Plexus behandelt. Nachdem die Untersuchungs-Methode besprochen, gelangt jeder dieser Theile zur ausführlichsten Betrachtung, deren Resultat sich füglich in folgende Sätze zusammenfassen lässt.

Der Trisplanchnicus bildet ein System, dessen Stamm ein, vom Kopf bis zum Becken reichender, Strang ist, der zahlreiche Ganglien besitzt, diese zu grösseren oder kleineren Plexus vereinigt, und noch zahlreichere Zweige zu den Organen der Brust, des Bauchs, des Beckens und zur hinteren Oberfläche des Halses abgibt. Er nimmt seinen Ursprung nicht im Canale der Carotis, wie man vordem geglaubt; er stammt nicht vom Gehirne (durch Vermittelung der Nerv. trigeminus und abducens); sondern er entspringt offenbarst beim Ganglion cervicale sup. aus dem Rückenmarke mit 30 Verbindungsfasern, die als seine eigentlichen Wurzeln zu betrachten sind. Er besitzt die gleiche Structur und Organisation wie die Cerebral- und Spinal-Nervenfasern, und sein Stamm, wie seine Zweige, sind darin gleichfalls nicht von einander verschieden. Die Ganglien erfreuen sich eines bedeutenden Gefässreichthums, welcher jedoch vorwiegend arterieller Natur ist: auf 1 Vene treffen in der Regel 2 Arterien. In den Plexus beobachtet man zahlreiche Anastomosen: Verfasser hat Fasern des Pneumo-gastricus in solche, die aus dem Ganglion semilunare kamen, direct übergehen sehen, eine Verbindung mithin zwischen Letzterem und dem Gehirne.

Bei dem 5. und letzten Abschnitte müssen wir etwas länger verweilen. Er betrifft die Physiologie des Nervs und damit den interessantesten Theil der Abhandlung.

Gleich den Cerebro-spinal-Nerven besitzt auch der Stamm oder Strang des Trisplanchnicus wenig oder keine Elasticität; er zeigt eben so wenig Bewegung, weder oscillirende, noch vibrirende. Was seine Sensibilität und Irritabilität anlangt, so haben neuere Versuche durch Electricität und Magnetismus dieselben ausser Frage gestellt, so dass man, wohl ohne Widerspruch zu erfahren, behaupten kann: dass dieser Nerv von der allgemeinen Regel nicht abweiche, obwohl seine Reaction keine so augenscheinliche sei, wie Seitens der Nerven des animalen Lebens. Dabei hat, wie Versuche von Cruishank, Haigthon und Fontana gezeigt haben, sein Regenerations-Vermögen nicht geringere Stärke wie jenes vom Nerv. vagus.

Wenn ferner der Dienst des Cerebro-spinal-Systems auf Zuleitung des Gefühls- und Bewegungs-Princips, auf Uebertragung der Willensbotschaft an die Muskeln und auf Vermittlung der Eindrücke der Aussenwelt auf das Seelenleben beruht, welche Aufgabe hat dann der Trisplanchnicus zu erfüllen? Ist sie die gleiche, wie dort, oder auch nur eine ähnliche? Scheinbar: nein! Denn es liegt z. B. nicht in unserer Macht, den Herzcontractionen zu gebieten; über Magen und Gedärme haben wir keine Gewalt, ja! wir sind uns ihres Daseins im Normalzustande in der Regel kaum bewusst. Aber, wird diese Machtlosigkeit des Willens bei einigen Organen, deren Nerven doch zu seiner Domäne gehören, nicht gleichfalls beobachtet! Was vermögen wir über die Retina? und erhalten Oesophagus und Magen nicht auch Cerebral-Nerven? Sprechen die schmerzhaften Erscheinungen bei Bleikolik, Ruhr und Gallensteinen nicht dennoch für Theilnahme am transmittorischen Berufe seitens des Trisplanchnicus? und warum sollten wir einen solchen nicht auch für die Ernährung, den Stoffwechsel, die Circulation annehmen?

Wie Legallois, ist auch Verfasser der Ansicht, dass das Herz sein Lebens- und Thätigkeitsprincip durch Vermittlung der trisplanchnischen Fasern aus dem Rückenmarke beziehe, und dass das Blut durch seine reizende Eigenschaft die Herzaction unterhalte: es versehe hier denselben Dienst, wie der Wille bei den Muskeln, nur der Stimulus sei ein anderer. Liesse sich z. B. der Musc. pectoralis major in einen fleischigen Sack verwandeln und von arteriellem Blute unaufhörlich reizen, so würde er sich contrahiren müssen, und schliesslich vielleicht nicht mehr dem Willen unterthan sein, sondern, wie das Herz, seine Contractionen selbständig fortsetzen. Sieht man Aehnliches nicht z. B. an Gesichtsmuskeln, die durch permanente Spasmen dem Willens-Einflusse vollständig entrückt sind, weil ein widernatürlicher Stimulus an die Stelle des natürlichen getreten? Nun! Alles dies gilt wohl nicht minder auch für die übrigen Organe der Ernährung.

So bildet denn der Trisplanchnicus mit seinen zahlreichen Verzweigungen, Ganglien und Plexus ein nervöses System von grosser Ausbreitung und eigener Thätigkeits-Sphäre. In seinem Innern finden Bewegungen statt, die, wie unabhängig sie immer von jenen der animalen Sphäre sind, doch von diesen beeinflusst werden können. Alle Eingeweide liegen so zu sagen in einer Ellipse der beiden Trispl. Stämme. Ein einziger Nerv nur, der Pneumo-gastricus, taucht vom Gehirn kommend in die Tiefe dieses Systems herab, und verbindet sonach vegetatives und animales Leben. Ohne ihn wären Beide bis zu einem gewissen Grade isolirt. Man könnte zwar einwerfen, dass, wie Anatomie lehre, ausserdem noch 60 Nervenfasern eine Verbindung mit Rückenmark und Gehirn unterhalten und hierdurch eine Transmission der Eindrücke möglich sei; aber die Ursache, warum diese nicht stattfindet, liegt in der Kette von Ganglien, die nach Johnstone gleichsam wie Ligaturen zwischen Organen und Gehirn wirken, und die man als nervöse Behälter, als kleine Einzeln-Gehirne ansehen kann, in deren Werkstätte das nervöse Princip sich ausbildet.

Es scheint somit der Wille der Natur zu sein, dass das Ernährungs-Leben von einem besonderen Nervensysteme geleitet werde, und dass der Mensch und die vollkommeneren Thiere in der That deren zwei besitzen, die, obzwar verschieden und jedes für sich, doch wechselseitige Beziehungen haben und sich in ihren Handlungen die Waage halten.

Zur Vervollständigung des Bisherigen zieht Verfasser eine vergleichende Parallele zwischen den Functionen des Cerebro-spinal- und des Trisplanchnicus-Systems.

1. Ein oder mehrere Organe aus der Sphäre des Ersteren können funktioniren, dieweil die übrigen in Ruhe verharren. Anders in der Domäne des Letzteren. Hier gibt's, ob dieser oder jener Theil auch momentan eine gesteigertere Thätigkeit erkennen lässt, im Ganzen niemals eine vollständige Intermission. Dagegen können Beide, jedes System für sich, in ihrer ganzen Ausdehnung und im nemlichen Augenblick in Action sein. (D. h. z. B. die Sinnes-, Bewegungs- und Sprach-Organe arbeiten ebenso gut gleichzeitig, als anderseits beim Verdauungsprozesse die zahlreichen Ganglien, Plexus und Nervenfasern.)

2. Beide Systeme haben ferner ihr Centralorgan; Jenes das Gehirn nebst Rückenmark; Dieses den Plexus solaris. Von ihm strahlt alle Bewegung aus; zu ihm kehrt aller Eindruck zurück : Vorgänge, deren wir uns im Normalzustand nicht bewusst sind. Aber, tritt bisweilen hier eine merkliche Veränderung, eine Umstimmung, eine Ueberreizung ein, gleich bringt ein gewisses Gefühl des Missbehagens sie zu unserer Kenntniss. Die Träume der Alten von Centralfeuer, Abdominal-Hirn u. s. w., gründeten sich also doch auf die Wahrheit des Satzes : ‚dass gewisse Empfindungen die Magengegend wie einen Centralpunkt treffen.'

3. Wie jedes dieser Systeme sein eigenes Centrum. so hat es auch seinen besondern Wirkungskreis, ohne dass

im normalen Zustande einer von dem andern abhängt. Der Grund dieser Unabhängigkeit ruht, wie wir oben gezeigt haben, in den Ganglien. Gleichwohl findet trotzdem eine beständige Emanation des nervösen Princips herüber und hinüber statt, so dass die Johnstone'sche Ligatur oder Ganglien-Barriere erst auf Commando des Willens geschlossen wird. Dagegen öffnet sie sich oder vielmehr fällt sie, sobald in dem einen oder dem andern Systeme ein ungewöhnlicher Zustand, eine erhöhte Lebenstemperatur Platz greift. (Z. B. Diarrhöe und Erbrechen in Folge von Gemüthsaffekten; umgekehrt, bei Reizung des Unterleibs-Plexus, durch Transmission auf das Gehirn : Hypochondria nervosa.) Wollte man daher sich eines Vergleichs aus der Physik bedienen, so wären die Ganglien je nach ihrem Verhalten bald als Isolatoren, bald als Conductoren zu betrachten.

4. Hieraus erhellt eine ebenso intime Verbindung oder Correspondenz beider Nerven-Centren, als diese dem oberflächlichen Blicke sonst isolirt erscheinen. So lange Beide, wie gesagt, sich das Gleichgewicht halten und Keines auf des Anderen Gebiet übergreift, bildet diese ihre Thätigkeits-Harmonie das, was wir : Normalzustand oder Gesundheit bezeichnen, während der umgekehrte Fall zur Krankheitsursache wird. So rühren z. B. Hypochondrie, Manie, Sonnambulismus und Trunkenheit aus dem Unterleibe, und steigen, die Ganglien-Barriere durchbrechend, empor zum Gehirne. Aehnliche Beispiele bieten das fötale Leben, die Acephalen u. s. f.

5. Diese Verbindung für gewisse Fälle als ganz

besonders innige nachzuweisen und an die Sympathie beider Systeme, an ihren Consensus, zu erinnern, wird unnöthig durch die einfache Erwägung, dass sie nicht bloss durch ein Paar kleiner, anastomosirender Fasern veranlasst, sondern vielmehr auf direktem und gleichsam breitem Weg erzeugt und befördert werden. Man bedenke jene ebenso constanten, als geregelten 60 Anastomosen des Trisplanchnicus mit dem Rückenmarke; die unmittelbare, zweifellose Leitung zwischen Gehirn und Sonnengeflecht durch den Nerv. pneumo-gastricus, und frage dann noch nach dem Zusammenhange von Erscheinungen, wie sie bei Helminthiasis, Hydrops cerebri, Hysterie, Spasmen, Gehirnwunden u. s. w. vorkommen?

6. Auch auf die Krankheiten beider Nervensysteme sei diese Parallele schliesslich ausgedehnt. Im animalen heissen sie bekanntlich : Convulsionen, Tetanus, Epilepsie etc. etc.; im nutritiven : Spasmen, Hypochondrie, Hysterie. Diese enden zuweilen ebenso tödtlich, wie jene. In der That erfolgt, wie Erfahrung lehrt, auf direkten, heftigen Reiz des Plexus solaris sofort der Tod. Man darf daher ebenso gut an eine Apoplexia abdominalis, wie an eine cerebralis, denken, und künftig in den pathologischen Lehrbüchern den aufgeführten 3 plötzlichen Todesarten (Apoplexie, Syncope, Asphyxie) daher mit vollem Recht als 4te die Apoplexia nervosa abdominalis hinzufügen.

Fragen wir endlich nach der Art und Weise, in der der Trisplanchnicus wirkt, d. h. nach dem Mechanismus seiner Function, so müssen wir antworten, dass derselbe wohl der nemliche sei, wie der des Cerebrospinal-Systems. Man ist heutigen Tags darüber einig, dass die Nerven nicht durch Schwingungen, wie die gespannte Saite, nicht durch Einschnürung und Druck der Arterien, noch durch ein Fluidum wirken, wie man es vordem angenommen hatte, sondern durch die Fortschritte der Experimental-Physik, durch die Entdeckung des Galvanismus und namentlich seit die Identität verschiedener Erscheinungen des thierischen Organismus mit jenen der Electricität ausser Frage gestellt ist, kann man sich des Gedankens nicht erwehren, dass ein gewisses zartes, flüchtiges (incoërcible) und unwägbares Princip von den Nerven selbst bereitet werde. Dies Princip wirkt, wohin es dringt, anregend, wird von seinen Leitern vermuthlich ausgehaucht, dem Blute beigemischt, und unterhält so das Leben, den Tonus, die Kraft und Energie der Organe, ja, es durchräuchert gleichsam dieselben mit einem unfehlbaren, lebensspendenden Gase (souverainement vivifiant).

Diesen Gedanken über Entstehung, Beschaffenheit und Wirkungsweise des Nervenagens, dem wir schon früher begegnet sind, und dem Lobstein eine so hervorragende Rolle in seinem Lehrsysteme zuweist, spricht er hier zwar nur als Hypothese aus, glaubt jedoch eine Menge von Erscheinungen im kranken, wie im gesunden Körper mit seiner Hülfe genügend erklären zu können.

Die verschiedenen Punkte seines Artikels meint

nun Verfasser zum Schlusse dahin zusammenfassen zu dürfen, dass

1. Der Nervus Trisplanchnicus, ob zwar ein System für sich, und als solches von dem cerebralen zu unterscheiden, trotzdem mit diesem die grösste Analogie in Structur und Function besitze;
2. Eines, wie das Andere, auf die, ihnen untergeordneten Organe nach einem und demselben Modus einwirke; und
3. Beide fortwährend sich gegenseitig beeinflussten, was jedoch hauptsächlich bei abnormen Zuständen (Krankheiten) bemerkbar werde.

VIII.

‚De Nervi Sympathetici humani fabrica, usu et morbis'. Commentatio anatomico-physiologico-pathologica etc. etc., vom Jahre 1823.

Dieses, nach Umfang wie Inhalt zweit-bedeutendste, Werk können wir nach vorangegangenem, obgleich mehr allgemein gehaltenem, Artikel füglich doch nur in kurzer Skizze betrachten. Dabei folgen wir der Sprache und Interpretation des gelehrten Recensenten, dessen Urtheil über diese Schrift uns bereits bekannt ist. Der Grund, wesshalb sie lateinisch verfasst, mag in dem, damals noch verbreiteteren Charakter dieses Idioms als aller Nationen ‚Gelehrtensprache' zu suchen sein.

Die Monographie zerfällt, wie der Titel besagt, in 3 Abschnitte: in den anatomischen, physiologischen und pathologischen.

Im ersten — de Fabrica — werden Lage, Verlauf, Verbindung und Verzweigung des Sympathicus (Trisplanchnicus) und seiner Ganglien vom Kopf bis zum Becken abgehandelt, und die Streitfrage bezüglich der Verbindung seines Kopftheils mit den Gehirnnerven dahin entschieden, dass nach Verfassers Untersuchungen eine solche bloss mit dem 6. Paare (Nerv. abducens), und mit dem Nerv. vidianus zu constatiren war; ferner jene mit dem Nerv. glosso-pharyngeus mittelst dessen Ganglions, und verschiedene dahin gehörige Anomalien; hierauf sein Verhältniss zu den Gefässen, von welchen vorzugsweise die Arterien, von Venen dagegen bloss die Pfortader, die Lungen- und Jugularvenen bedacht sind; endlich die Bildungsgeschichte des Nervs von der vierzehnwöchentlichen Leibesfrucht bis in's Greisenalter, einschliesslich der Missgeburten. Die ausführliche Totalbeschreibung des Stamms, der Ganglien, Geflechte, Zweige und Gewebe dieses grossen Nervs bildet den Schluss des Abschnitts.

Der folgende — de Usu — führt, nach vorgängiger allgemeiner Betrachtung der stufenweisen Entwicklung des Nervensystems, von der untersten Thierklasse bis zum Menschen, bei dem das Cerebral- und Gangliensystem am Ausgebildetsten erscheinen, den Leser sofort zur Cardinalfrage nach dem Zweck und den Verrichtungen des Sympathicus.

Sein Zweck ist: Hauptquelle der Belebung für alle von ihm versorgten Organe zu sein. Was seine Thätigkeits- und Kraftäusserungen betrifft, so sind dieselben weder in anatomischer, noch in physiologischer Hinsicht von den Hirnnerven verschieden, jedoch bedingt durch die Wirkung eines Agens, dessen Werkstätte ohne Zweifel in den Ganglien zu suchen ist, und dessen Ausströmung und Vertheilung nach denselben Gesetzen, wie in den Nerven des animalen Lebens stattfinden, d. h. von den Centren zur Peripherie, und von dieser zu jenen zurück oscillirend. Es gelangt dies Agens mittelst der, die Arterien begleitenden, Nervenfasern zu den Organen und durchdringt sie, so dass sie beständig unter dem Einflusse einer Art von nervöser Atmosphäre stehen. Im Normalzustand wird dieser Einfluss durch die Ganglien gleichsam begrenzt, daher nicht zum Gehirne (d. h. zum Bewusstsein) gebracht. Endlich erhalten durch dasselbe die Arterien ihre eigenthümliche Wirksamkeit beim Ernährungs- und Absonderungsprozess.

Die Verrichtungen des Sympathicus anlangend, behauptet sodann Autor:

1. er leite den Ernährungsprozess;
2. er nehme bei der Absonderung verschiedener Flüssigkeiten thätigen Antheil;
3. durch ihn würden Herzcontraction und Blutlauf vermittelt;
4. er unterhalte die Wechselwirkung der verschiedenen Organe, und verkette sie auf innigste Weise;

5. er werde bei Gemüthsaffecten vorzugsweise ergriffen;
6. er sei allen Unterleibsorganen vorgesetzt, und in seiner Thätigkeit, gleichwie das Cerebrospinal-System, an gewisse Perioden gebunden.

Bei der Frage von dem Wie? und Wodurch? dieser Verrichtungen, dringt Verfasser tiefer in die Natur des Nerven-Agens ein, das er als sehr flüchtige, unwägbare Materie, als ein ens sui generis, ‚Nerven-Gas oder organischen Aether‘ nennt, und durch den, bei der Ernährung stattfindenden, vital-chemischen Prozess aus dem arteriellen Blute, dem wirksamsten Reize für's Nervensystem, im lebenden Nervenmarke ausscheiden oder sich erzeugen lässt. Ueber seine Verbreitungsart und weiteren Eigenschaften haben wir bereits gesprochen, und heben hiezu nur noch hervor, dass es, nach Verfassers Ansicht, von dem electro-magnetischen Fluidum verschieden ist. (Nebenbei bemerkt, hält Tiedemann das Nerven-Agens nicht für gas- oder dunstartig, sondern nach Analogie des Lichteinflusses auf die Saftströmung der Pflanzen, diesem Elemente für näher verwandt. Im Uebrigen huldigt er Lobstein's Auffassung.)

Im letzten Abschnitt — de Morbis — handelt Verfasser von den Krankheiten des Sympathicus, und denjenigen krankhaften Erscheinungen, die aus gestörter Thätigkeit des Ganglien-Systems entstehen. Zu den, auf primärer Affection dieses Organs beruhenden, Krankheiten zählt er: Hypochondrie, als Neuralgie des Bauchtheils des Sympathicus; Hysterie, als Affection der

Uterus-Nerven und Mittheilung der Reizung an Nerven anderer Organe; Nymphomanie, Convulsionen der Gebärenden und Wahnsinn der Wöchnerinnen, sämmtlich als Reizungen des Beckentheils; ferner zu den dynamischen Krankheiten: Melancholie und Manie, bei denen hauptsächlich das obere Bauchnerven-Geflecht ergriffen sei, und durch Rückwirkung auf das Gehirn die Seelenthätigkeit störe; Bleikolik, Stenocardie, Tussis convulsiva, Arthritis latens, Intermittens, Paralysis und Apoplexia abdominalis, alle gleichfalls in primären Leiden des Nervus sympathicus begründet. Unter die consensuellen Krankheiten, die aus idiopathischen Affectionen dieses Nervensystems entspringen, werden Hemicranie, Vertigo, sympathische soporöse Zustände und Delirien, Asomnie u. s. w. gerechnet.

Den Schluss der Monographie bildet eine Reihe von Krankheitsgeschichten und Sectionsberichten, aus welcher zur Evidenz hervorgeht, dass dieser Nerv mit seinen Ganglien mancherlei krankhaften Texturveränderungen unterworfen sei. Insbesondere sind es: 1) Entzündungen des Ganglion semilunare, 2) der oberen Bauchnerven-Geflechte und 3) des Stammes zwischen der 8. und 9. Rippe nebst den entsprechenden Brustganglien, welche im Leben: ad 1) Krämpfe, 3 monatliches Erbrechen und Apoplexie; ad 2) Keuchhusten und chronische Convulsionen; ad 3) heftige Brustbeklemmung und Anschwellung des Unterleibs, hervor gerufen hatten.

Zehn, dem Werke beigefügte, gestochene Kupfertafeln veranschaulichen namentlich die anatomisch-pathologischen Zustände des Nervus Sympathicus, bei deren Abschnitt wir etwas länger verweilten, indem der Trisplanchnicus-Artikel dieselben nicht so ausführlich in den Kreis seiner Betrachtung gezogen hatte.

IX.

‚Traité d'Anatomie pathologique',
vom Jahr 1829 und 1833.

Mit dieser Beilage sind wir uns bewusst, vor der schwierigsten unserer Aufgaben zu stehen. Nicht ohne Grund haben wir dies Lehrbuch Lobstein's als dessen ‚Lebenswerk' bezeichnet; denn es enthält nicht bloss die Schätze einer 30jährigen Erfahrung, auf deren Fundament es aufgebaut ist, sondern es sollte, der Grundidee seines Verfassers gemäss, auch ein neues, eigenes System seiner Wissenschaft zur Geltung bringen, und zugleich die Basis einer ‚neuen' Pathogenie werden. In wie weit ihm dies gelungen wäre, wenn er sein Buch vollendet und länger gelebt hätte, lassen wir dahin gestellt; aber gerade hierin liegt für uns die Schwierigkeit. In der Schilderung von Lobstein's geistigem Wirken, und gerade, da es so zu sagen den Culminationspunkt erreicht hatte, bricht die Kette unserer Anhaltspunkte plötzlich ab, und zu ihrer Wiederaufnahme bleibt uns, ob zwar ein grosses, doch nur äusserst mühsam zu bewältigendes Material.

Dies zu rechtfertigen, müssen wir mit der Disposition des Werkes beginnen. Auf 4 dicke Octavbände berechnet, sollte der erste die Allgemeine, die beiden folgenden die eine Hälfte der speziellen pathologischen Anatomie, der vierte die andere derselben, und die Abnormitäten der Entwicklung des Fötus behandeln. Ihnen würden vermuthlich noch zwei Bände über ‚Neue Nosologie oder Pathogenie' gefolgt sein, für die der Stoff gleichfalls bereits gesammelt vorlag.

Da nun bekanntlich nur zwei Bände nebst den entsprechenden Folio-Tafeln zum Drucke gelangt sind, so besitzen wir vom ganzen Lehrbuch nur die Allgemeine und den ersten Theil der speziellen pathol. Anatomie, und zwar bis zu den Krankheiten der Gefässe und des Bluts (d. h. VI. Abschnitt inclus.). Darum wurden nach des Verfassers Tode seitens der Angehörigen Schritte gethan, um das Werk durch bewährte wissenschaftliche, und dem Verstorbenen geistig nahe gestandene Kräfte fortsetzen und vollenden zu lassen, um so mehr, als das Material hiezu noch von seiner Hand ausgearbeitet, so gut wie complet vorhanden war. Aber, gerade an dieser Hand resp. ihrer ‚Schrift' scheiterten alle Versuche; selbst die Wittwe und der eigene Bruder waren factisch ausser Stande, zusammenhängende Sätze, geschweige denn ganze Abschnitte zu entziffern. Und so musste denn dies Vorhaben, für das sich noch neuerdings einer unserer gediegensten Anatomen lebhaft interessirt hat, ganz aufgegeben werden.

Erst in jüngster Zeit ist es durch künstliche Mittel, allmähliche Uebung, Combination und Geduld mit vieler Mühe endlich gelungen, die vorhandenen Manuscripte so weit zu enträthseln, dass wir das vollständige Register auch der letzten Hälfte des Lehrbuches zusammenstellen konnten und damit der gelehrten Welt nachträglich einen Ueberblick über das Gesammtwerk zu bieten im Stande sind. So viel von seiner Geschichte. Im Folgenden betrachten wir seinen Inhalt.

Aus dem ersten Artikel der ‚Einleitung', die mit der Geschichte der pathologischen Anatomie beginnt, führen wir bezüglich der Aufgabe dieser Wissenschaft die prädominirenden Sätze, die gleichsam als Directiven gelten und sich wie der rothe Faden durch's ganze Buch hindurch ziehen, mit um so weniger Bedenken wörtlich an, als sie den Commentar zu des Verfassers weiteren Reflexionen und der überzeugungsvollen Beharrlichkeit bilden, womit er dem Ziele seines wissenschaftlichen Programms entgegen gestrebt hat.

‚Wenn der Anatom', — sagt er[58] — ‚auf die zu Tage geförderten Facta gestützt, sich zur Untersuchung der Lebensacte, durch welche so viele Veränderungen vollzogen werden, erheben will — welch' grosses Gemälde entfaltet sich hier vor seinem Auge! Sämmtliche organische Alterationen, von der einfachsten bis zur complicirtesten, entwickeln sich stufenweise vor seinen Blicken..... Hier tritt dann die Physiologie heran, um

[58] Wir folgen mit geringen Abweichungen der Uebersetzung des Lehrbuchs von Dr. Neurohr.

in's Dunkel der Naturthätigkeit Licht zu werfen, und versucht, den Mechanismus zu bestimmen, nach welchem die Lebenskräfte jene organische Veränderung hervorgerufen; aber, aus dem engen Kreis, den ihr das Studium der Phänomene gezogen, sodann heraustretend, schwingt sie sich in die Region der Schöpfung, und masst sich das stolze Recht an, alle Unregelmässigkeiten in Form und Structur, und alle Verletzung der gewöhnlichen Naturgesetze, soweit sie die primitive Organisation betrifft, auch ihrer Kritik zu unterwerfen.'

Die Physiologie hat sonach nicht nur die Aufgabe der Erklärung und Bestimmung, sondern auch der Kritik. ,Ehren wir' — fährt er fort — ,diese Physiologie, die von der Beobachtung der Thatsachen ausgehend, sich zu einer so hohen Stufe erhebt, auf die nur der menschliche Geist sie zu führen vermag.'

,Ihre lichtvollen Erfahrungen benützend, erwägt die pathol. Anatomie ihrerseits die Natur der Krankheiten, deren jede sich durch physiologische Phänomene charakterisirt, von denen die einen die ursprüngliche krankhafte Veränderung der Lebenskräfte betreffen, während die andern das Resultat der physischen Veränderung in der Elementarbildung der Organe sind. Zwar in einer grossen Zahl von Krankheiten gewahrt man allerdings durchaus keine solche in der Structur, aber seit den Fortschritten unserer Wissenschaft hat diese Zahl sich doch unläugbar vermindert, und ist der Augenblick vielleicht nicht mehr fern, wo man in allen Affectionen jeder Art doch irgend welche Veränderung in der elementaren Zusammensetzung der Theile wird nachweisen können.'

,Will man aber die Kette, an welche alle Krankheitsphänomene ursprünglich gebunden sind, bis zum ersten Gliede zurückverfolgen, so steht man vor der krankhaft veränderten Nervenkraft. Sie übt, was wir zu beweisen trachten, allemal ihren Einfluss bei den anomalen Secretionen, von einfacher Verdunstung bis zur Bildung zusammengesetzter Flüssigkeit; sie leitet den Ernährungsprozess; sie ist die erste Veranlassung von Entzündungen, und unterhält sie in ihrer Kraft und Intensität. Die Entzündung stellt dann ihrerseits in der That eine ganz neue Function dar, und wird unter dem fortdauernden, vielleicht gesteigerten, Einflusse der Nervenkraft weiterhin zum Werkzeuge, wodurch eine Menge von Thätigkeits-Aeusserungen im Organismus vor sich gehen. Wäre es in der Naturwissenschaft erlaubt, sich einer Allegorie zu bedienen und Verstandesbegriffe zu personificiren, so würde ich sagen, dass die Nervenkraft das ganze Humoralsystem in ihrer Abhängigkeit erhält, und ihm ihre absoluten Befehle dictirt. Ja! ich behaupte sogar, dass ausser dem Nervensysteme, kein anderes der Conductor der lebendigen Thätigkeit und Energie im organischen Leben sein könne. Von diesem überall verbreiteten Hauche, von dem schon das Alterthum die Lebensphänomene, wie von unbekannten Göttern herleitete, von dieser so lebendigen, als belebenden Kraft, die in der ganzen Sphäre ihrer ungeheuren Thätigkeit erforscht zu werden verdient (,une étude plus approfondie du système nerveux'), gehen mit aller Wahrscheinlichkeit alle die wunderbaren Wirkungen der Bildungsthätigkeit hervor, die ebenfalls von den Alten bereits gekannt und ,Virtus plastica' bezeichnet worden waren. Wenigstens ist so viel gewiss, dass dieser Bildungstrieb seine Thätigkeit nicht ohne Erhöhung der Lebenskräfte vollziehen, und dies so gesteigerte Leben nicht ohne Zunahme an Energie seitens der Nervenkraft gedacht werden kann.'

Die Nervenkraft also, dies höchste, aber auch dunkelste Agens des organischen Lebens, sie bildet den bewussten rothen Faden, den wir Lobstein's wissenschaftliches Denken und Thun so beharrlich begleiten sehen, und der das charackteristische Merkmal seiner Richtung, wie dieses Lehrbuchs, ist.

Dem Verhältniss der patholog. Anatomie zu den anderen Disciplinen der Medizin widmet Autor nur wenige Worte, die sich hauptsächlich auf die Dienste beziehen, die sie jenen geleistet, und zuversichtlich noch leisten werde. Wie viele zweifelhafte Fragen der reinen Anatomie habe, in Verbindung mit der vergleichenden, die pathologische nicht gelöst, und auch der Physiologie ihre geleisteten Dienste in reichem Masse vergolten? welch' neues Licht auf die Gebiete der Pathologie, Chirurgie, Geburtshülfe und gerichtlichen Medizin geworfen? mit wie gebieterischer Hand die Therapie auf rationellere Bahnen verwiesen, und ihr die Krankheiten angegeben, deren Heilung in der Macht der Kunst liege? Freilich würde diese über eine noch grössere Anzahl von Krankheiten zu siegen vermögen, wenn man vor Allem auf die Nervenkraft einwirken, und ihren Einfluss aufheben, oder zum Mindesten schwächen könnte.

Wenn aber unsere Wissenschaft auch weiter nichts geleistet hätte, als dass sie die, in jedem krankhaften Prozesse stattfindende, physiologische Thätigkeit analytisch verfolgte, so würde sie schon hierdurch allein der Kunst wesentlich genützt haben. Denn es gebe nur Ein Princip, von welchem alle Lebenserscheinungen ausströmten, und nur Eine Wissenschaft, die sie zu beschreiben, zu analysiren und womöglich zu erklären strebe: die pathologische Anatomie.

Blicke man auf deren Zukunft, so verspreche sie noch grössere, noch fruchtbarere Resultate. Wenn man nämlich einmal seine ganze Aufmerksamkeit auf die elementare Structur der Organe gerichtet, und die einfachen Gewebe und allgemeinen Systeme, namentlich das Nervensystem, einer strengeren Untersuchung unterzogen haben werde, so müsse jede Krankheit ihr eigentliches ‚anatomisches Element‘ erhalten, und das Resultat solcher tieferen Kenntniss ihres Sitzes dann unfehlbar zu einer ‚neuen Nosologie‘ führen.

Da L o b s t e i n endlich unter Physiologie nicht mehr die Lehre vom ‚gesunden‘ Menschen allein versteht, sondern, wie wir sehen, in ihr auch den Schlüssel zur Lösung anatomisch-pathologischer Räthsel erblickt, so brachte ihn sein System folgerichtig auch auf eine, von der medizinischen Wissenschaft bisher noch nicht aufgestellte, ‚Theorie des Todes'. ‚Denn' — schliesst er — ‚auf welche Weise organische Krankheiten das Lebensende herbeiführen; wie die, demselben voran gehenden, Phänomene mit einander verkettet sind; von welchem Systeme in jedem einzelnen Falle der Tod ausgeht: solche Fragen mögen vielleicht dem Laien kindisch erscheinen, aber für den Arzt, der die Fackel der Physiologie bis an die Thore tragen will, durch die das Leben entschlüpft, für den Arzt ist der Tod oder, richtiger gesagt,: ‚die Sterbensthætigkeit', noch ein Lebensact, der seine Gesetze und seinen Mechanismus hat, und zwar nach der Natur der Krankheit, der er folgt. Wenn es also gewiss ist, dass man auf verschiedene Weise stirbt, so liegt der Unterschied unwiderleglich in den vorhergegangenen Acten, und es ist daher immerhin von Belang, zu untersuchen, wie die Natur dabei verfährt. Darum wird die Theorie des Todes, die wir mit ‚Thanatologie' bezeichnen, gleichfalls einen Theil unserer Wissenschaft ausmachen, und die Geschichte der Operationen des Lebensprincips in Krankheiten vervollständigen. Was aber das Hauptagens betrifft, das überall die vornehmste Rolle zu spielen berufen ist, so werden wir bei jedem Schritt, den wir in der pathologischen Physiologie weiter thun, den mächtigen Einfluss der Nervenkraft anerkennen, deren Thätigkeits-Sphäre weit ausgedehnter ist, als man bisher vermuthet hatte. Im Uebrigen weit entfernt von dem anmassenden Wahn, die Geheimnisse des Lebens selbst durchdringen zu wollen, möchte ich mit dem Ausdrucke: ‚Lebensprincip‘ nur die unbekannte Ursache organischer Erscheinungen bezeichnet wissen.‘

Der zweite Artikel der ‚Einleitung‘ handelt von der Definition der organischen Krankheiten, von ihrer physiologischen Betrachtung und Classification.

Verfasser stellt 2 Classen von Krankheiten auf. In der ersten seien die Lebenskräfte allein verletzt, in der zweiten Structurveränderungen der Organe wahrnehmbar. Jene nennt er dynamische, diese organische Krankheiten. In den ersteren wären die physiologischen Kräfte ohne gleichzeitig wahrnehmbare organische Form- und Structur-Veränderung entweder gesteigert, oder vermindert, oder gestört. Dahin gehörten die Nervenkrankheiten des Ganglien-Systems, des Gehirns, die substantiellen, sowohl continuirenden, als intermittirenden Fieber u. s. w.; auch sei anzunehmen, dass alle Krankheiten zuerst dynamischer Natur gewesen, bevor sie organische geworden. Unter den Letzteren, den Krankheiten der zweiten Classe, versteht Verfasser: ‚Die ursprünglich vorhandenen oder nachträglich entstehenden Veränderungen in Form, Umfang, Lage, Verhältnissen und Structur der Organe, sowie die neuen, in ihnen sich entwickelnden, unorganischen, organisirten oder selbst belebten Producte.‘ Nach diesem Begriffe gebe es also nur eine gewisse Zahl krankhafter Affectionen, die lediglich auf jene Veränderungen der Lebenskräfte, die er dynamische bezeichnet habe, zurückgeführt werden dürften[59].

Die Untersuchungen über Ursprung, Bildung und allmähliche Entwicklung der physischen Veränderungen in den Organen begreift Verfasser, wie bereits erwähnt, unter dem Worte ‚Pathogenie‘. Dagegen versteht er unter ‚Intemperies nervosa‘ jenen entweder permanenten oder bloss transitorischen Zustand eines ganzen Systems, oder eines oder mehrerer Organe, der sich durch Steigerung oder Verminderung oder Störung der Lebenskräfte charakterisire und ausschliesslich von der Nervenkraft abhänge, kurz! eine Aberration derselben erkennen lasse. Die Veränderung der Temperatur des Nervensystems (Intemperies) zeige sich daher nicht nur in den rein dynamischen Krankheiten, sondern auch die organischen ständen unter ihrem Einflusse. Wofern sie nun auf einer Steigerung (oder Erhöhung) der Lebenskraft beruht, nennt Verfasser sie: Neurosthenie, nach Giannini, der sich dieses Ausdrucks zuerst bedient, daran jedoch den höchsten Grad der Erregtheit, verbunden mit Schwäche, geknüpft hatte, während Lobstein von letzterem Nebenbegriffe gänzlich absieht. Folgen einige Beispiele über das Verhältniss der Neurosthenie zu den Veränderungen der Gewebe, und die Schlussfolgerung, dass eine genaue Unterscheidung zwischen Beiden (Neurosthenie und materiellen Verän-

59 Vergl. hiezu: Isensee, ‚Geschichte der Medizin.‘ II. Theil, p. 399. Berlin. 1842. 8.

derungen) auch von wesentlichem Einfluss auf die Behandlung der Affectionen selbst sei. Denn, wenn der Arzt in den meisten Fällen auch nur auf die Rolle eines Zuschauers angewiesen, und gegen das materielle Element machtlos sei, so könne er sich dann doch wenigstens an das vitale, an die Neurosthenie, wenden und deren Action zu mässigen suchen.

Indem wir von diesen Fundamentalsätzen, die, wie ein Kritiker bemerkt, ‚jeden Arzt, der in die Geheimnisse der Natur tiefer einzudringen strebt, zu ernstem Nachdenken anregen müssen', nunmehr zum Inhalte selbst übergehen, schicken wir die Erinnerung voraus, dass wir, unserem ursprünglichen Plane getreu, uns dabei auf eine ausführlichere Analyse nicht einlassen, sondern wie bisher auf ein möglichst kurzes, aber die Hauptpunkte doch hervorhebendes, Referat beschränken werden. Gelingt es uns, auch von diesem Werke, von seiner leitenden Idee wie deren beabsichtigten Durchführung, dem Leser einen genügenden Total-Eindruck zu bieten, und damit Lobstein's Bild auch in wissenschaftlicher Hinsicht abzurunden, so werden wir uns für manche mühevolle Arbeit entschädigt finden.

I. Band.

Er enthält, wie bereits erwähnt, die ‚Allgemeine pathologische Anatomie, welche ein methodisches und rationelles Gemälde der, in den Organen wahrnehmbaren Veränderungen und ihrer Bildungsweise, sowie der Resultate und des Mechanismus dieser Vorgänge aufzustellen versucht.' Diese Aufgabe wird in sieben Kapiteln gelöst.

1. Kapitel.

Von den Veränderungen der Form und des Volumens, in so fern sie durch den Ernährungsprozess bedingt sind, und dabei ohne Texturveränderungen erscheinen, oder die Anomalien des Ernährungsprozesses. Diese entstehen in Folge von:

a) Hypertrophie. Sie beruht auf erhöhter Ernährungsthätigkeit durch vermehrte Saftzuströmung, und befällt alle Körpertheile, sogar die Knochen, vorzugsweise jedoch zellige und schwammige Gewebe;

b) Atrophie. Ihre nächsten Ursachen sind: Mangel des Nahrungssafts, Prostration der assimilirenden Kräfte und hohes Alter; die entfernteren: Unthätigkeit, gewisse Krankheiten, namentlich des Lymphsystems und der Lunge, wie Scorbut, Arthritis, hektische Fieber und Chlorose. Ueber allen verschiedenen Ursachen aber waltet eine allgemeine, nämlich: Verminderung der Nervenkraft (Innervations-Defect). Folgen mehrere höchst interessante Beispiele, Krankengeschichten und Sectionsbefunde.

Hypertrophie und Atrophie beruhen daher auf Assimilation oder Desassimilation, je nachdem die Organe die, ihnen durch die exhalirenden Gefässe zugeführten, Stoffe, resp. das ihnen

Zukommende, in erhöhtem, oder vermindertem, Masse sich aneignen. Auch hier ist die wohl geregelte Thätigkeit des Nervensystems eine wesentliche Bedingung: je freier sie wirkt, desto vollkommener ist die Ernährung;

c) suspendirter oder gehemmter Entwicklung (worüber Beispiele an Kopf, Brust, Becken und Extremitäten);

d) fehlerhafter Richtung der Entwicklung. (Obliquität, Klumpfuss, Verdrehung der Hand, regelwidrige Structur und Form des Uterus.)

2. Kapitel.

Von den Veränderungen in Betreff der Lage und Verbindung der Theile, und zwar a) Hernien; b) Senkungen; c) Obliquitäten, Umbeugungen (inflexions), und Umstülpungen (renversemens); d) Prolapsus; und e) Invaginatio.

3. Kapitel.

Von der Auflockerung (raréfaction) der Gewebe.

Sie beruht auf verminderter Cohäsion zwischen den, die Organe bildenden, Molekülen, wodurch leere Räume entstehen, die sich bald mit verschiedenartigen Flüssigkeiten anfüllen, was eine Volumens-Vermehrung mit Verminderung der Masse eines Organs zur Folge hat. Doch darf sie nicht mit Erweichung verwechselt werden; sie ist zwar eine Bedingung derselben, aber sie constituirt diese nicht. Ebenso verhält sich's, umgekehrt, mit Verhärtung. Ihre Ursachen sind sowohl die mechanische Einwirkung der Flüssigkeiten, als auch eine gewisse, den Molekülen inne wohnende, Expansiv-Kraft. Die Auflockerung geschieht durch :

a) Gas-Entwicklung oder Pneumatose. ‚Die Gegenwart von Gasen im Nahrungscanal, im Innern der hohlen Eingeweide, im Zellgewebe, in den Interstitien der Organe ist nicht die Folge einer Zersetzung der Nahrungsstoffe und Säfte, sondern hängt wahrscheinlich von einer, den Lebensgesetzen unterworfenen, Secretion ab, deren Thätigkeit sich namentlich in pathologischen Fällen offenbart. . . Die Ausdünstung geschieht durch die aushauchenden Gefässe, die in Krankheiten verschiedener Erweiterung fähig sind. . . .‘

‚Was die Ursache der Gas-Entwicklung betrifft, so muss sie im Nerven-Einfluss gesucht werden. Ihm verdanken die Arterien den Tonus und die vitale Energie, die sie zu ihren Ernährungs- und Secretionsverrichtungen bedürfen. . . Im Augenblick, wo die Lebensthätigkeit erhöht ist, entwickelt sich das nervöse Princip in grösserer Quantität, und die Nervenstränge und Fäden befinden sich selber in einer Art von Turgescenz oder Plethora. Aber zwischen dem Nerven- und Blutsysteme herrscht die Wechselbeziehung, dass, indem die Plethora sich in's arterielle System entlädt, sie hier jene Expansion in der Blutmasse hervorruft... Diese Nerven- Athmosphäre entwickelt sich vorzugsweise im Capillargefässsystem, vereinigt sich mit dem Fluidum, das diese Gefässe führen, drückt ihm den höchsten Grad von Vitalität auf, und macht es geeignet zu den Verrichtungen der Assimilation, zu den Absonderungen und überhaupt zu allen Prozessen des vegetativen Lebens.'

b) Durch Ergiessung seröser Flüssigkeit oder H y d r a n o s e. Ihre Resultate sind als ,Hydropsie' bekannt. Nach der Häufigkeit ihres Vorkommens heissen sie in folgender Ordnung : Hydrops ascites, Hydrocele, Hydrothorax, Hydrops pericardii, Hydrops ventriculorum cerebri, Hydrorhachis, Hydrarthrosis, Hydrocephalus internus, Hydrometra und Hydrops vesiculæ felleæ.

,Die exhalirenden Gefässe auf den Flächen einer grossen serösen Cavität oder einer kleinen Zelle scheinen hier ihre natürliche Beschaffenheit geändert zu haben : sie haben sich in absorbirende Gefässe verwandelt, und entsenden nicht mehr einen, der Condensation empfänglichen, Dunst, sondern liefern ein schon ganz fertig gebildetes seröses Fluidum, das in chemischer Hinsicht von dem Dunste, den sie bisher aushauchten, wahrscheinlich verschieden ist... In den Wassersuchten, die sich rasch entwickeln und ebenso rasch verlaufen, ist der Einfluss des Nervensystems nicht zu verkennen; dagegen bei den langsam entstehenden scheint die Nervenkraft sich zurück zu ziehen, und die Erzeugung des Hydrops den untergeordneten Kräften des vegetativen Lebens zu überlassen, wie man denn auch beobachtet, dass letzterer fast allemal mit Prostration dieser Kraft verbunden ist. . . Man kann sich also nicht enthalten, bei den Hydranosen theils eine passive Transsudation des wässerigen Blutbestandtheils, theils ein Zuströmen der Säfte zu den serösen Membranen, mit Veränderung ihrer Eigenschaften und manchmal ihrer Organisation, anzunehmen. Worin aber die Art und Weise der Wasserbildung immer bestehen mag, es würde ein grober Irrthum sein, wollte man in der mehr oder weniger grossen Menge Serums die Krankheit selbst erkennen. Es hiesse dies: dem Produkte beilegen, was ausschliesslich der pathologischen Thätigkeit zukommt.'

c) Durch Blutergiessung, Infiltration oder H a e m a t o n o s e. Aufführung der verschiedenen Formen (Petechien, Ecchymosen, Blutschweisse, Hämorrhagien durch Transsudation, Hämothorax etc.), und deren Eintheilung in sthenische oder active, die nur eine pathol. Secretion ist, bei der ein Stimulus die Säfte in's Capillarnetz lockt, und in die exhalirenden Gefässe einzudringen zwingt; und asthenische oder passive, als Folge von Schwäche des Gefässsystems. (Anlage zu Hämorrhagien und deren Vererbung, worüber Beispiele, etc.) Einfluss der Nervenkraft einerseits durch Erhöhung der Gefäss-Kraft (in Synochal-Fiebern), anderseits durch deren Schwächung (passive Hämorrhagie).

Diese Betrachtungen führen zu der Ansicht, dass die Alterationen der Säfte, namentlich des Blutes, in inniger Verbindung mit den dynamischen Krankheiten stehen.

d) Durch Säfte-Zuströmung oder Fluxion. Ihr Princip ist eine auf einer bestimmten Stelle fixirte Reizung, welche eine Congestion veranlasst. Sie beginnt mit Letzterer, oder ist vielmehr eine fortgesetzte Congestion, während Turgescenz bloss eine vorübergehende, und unterscheidet sich von Entzündung durch Abwesenheit vor Allem des Fiebers sui generis, des Schmerzes, oder auch nur der Empfindlichkeit.

„Die Fluxion (das Profluvium der Alten) hängt also im Beginn von einem Stimulus ab, der mechanisch, chemisch oder dynamisch sein kann, und seine Thätigkeit auf den, dem stimulirten Organe zugehörigen, Nerven-Apparat ausübt. Dieser empfängt den Eindruck, und gibt zur Bewegung der Maschine den Impuls, oder vermehrt die bereits vorhandene. Ist aber der erste Impuls einmal gegeben, so gewöhnt sich das Organ an die vermehrte Absonderung, und setzt sie ohne weiteren Nerven-Einfluss, ja vielleicht wider dessen Willen, fort.'

Die Fluxion ist nicht immer eine Krankheit, sondern nicht selten auch ein Heilmittel, zu dem die Natur ihre Zuflucht nimmt, daher der Arzt in der Behandlung doppelt vorsichtig sein, und die Natur bisweilen sogar darin unterstützen und nachahmen muss.

e) Durch Entzündung. Inflammation. Bei diesem, weitaus wichtigsten, Artikel des ganzen ersten Bandes müssen wir darum etwas länger verweilen.

,Entzündung' ist eine, zu hohem Grad gesteigerte, durch Röthe, erhöhte Temperatur, Geschwulst und Schmerz charakterisirte, Fluxion, deren eigentlicher Sitz das Capillarnetz bildet, gleichviel welchem Organ es angehört. Verfasser nimmt 4 Entzündungs-Stufen an:

1. Phlogose. Erster und niedrigster Grad, wobei die Membranen der Art injicirt sind, dass man immer auf einem weissen Grunde die Aeste und kleinsten Zweige von Gefässen, die jedoch nicht bis zur Oberfläche gelangen, und ihre gewöhnliche Dicke und bisherigen

physischen Eigenschaften behalten, verfolgen kann. Sie ergreift vorzugsweise die Blätter des Zellgewebs, die serösen und mucösen Häute. Trockene Phlogose zeigt in Cadavern stärker injicirte Gefässverzweigung; feuchte dagegen liefert ein materielles Product, die Hydrophlogose.

2. Epiphlogose ist jener Zustand, wo die Gefäss-Injection stärker und verbreiteter ist, die Blutkörperchen bis in die aushauchenden Gefässe gelangen, und wie flockig scheinen. Sie erregt die Absonderung einer gerinnbaren, plastischen Lymphe, daher sie auch Adhäsiv-Entzündung genannt wird.

3. Metaphlogose, der dritthöhere Grad, charakterisirt sich durch Anschoppung der entzündeten Membran und Auflockerung ihres Gewebs, ohne wahrnehmbaren Widerstand und ohne Härte. Die Gefässverzweigung ist durch Bluterguss zu einer gleichmässig gerötheten Masse geworden. Sie kommt hauptsächlich im Zellgewebe, im Parenchym der Organe, und auf der äusseren Haut vor, endet gern mit plötzlichem Zurücktreten, besitzt aber grosse Neigung zu Gangrän.

4. Hyperphlogose ist endlich jener Zustand, wo die Anschoppung zur harten, renitenten Geschwulst geworden; wo sich eine aussergewöhnliche Erhöhung der Lebensthätigkeit offenbart, und der leidende Theil zum Centrum einer sehr ausgesprochenen physiologischen Thätigkeit wird. Wenn diese Entzündung sich des Zellgewebs oder des Parenchyms der Organe bemächtigt, so bildet sie die Phlegmone im eigentlichen Sinn, die allemal mit Abscess oder Gangrän endet. Letzteres namentlich, wenn Metaphlogose sich mit Hyperphlogose verbindet.

Aber auch im chronischen Zustand sind diese 4 Entzündungsstufen von einander verschieden. In der Phlogose bleiben zwar die anatomischen Charaktere die selben, aber die physiologischen ändern sich, und die Entzündung verwandelt sich in einfache Säfte-Zuströmung. In der Epiphlogose entstehen durch plastische Lymphe neue Producte. Bei Metaphlogose, wofern sie weder mit Zertheilung, noch mit Gangrän, endigt, werden die serösen und mucösen Membranen grau, schieferartig, braun oder schwärzlich. Endlich bringt chronische Hyperphlogose Geschwüre, Erosion und Caries hervor.

Die ‚Ursache‘ von Entzündung liegt in einem Reize, der dreierlei Art ist, nämlich er wirkt entweder 1) unmittelbar, auf grobe (mechanische), oder feine (dynamische), Weise; oder 2) durch Continuität der Organe; oder 3) durch Sympathie. Diese letztere gründet sich bald auf Nervenverbindungen, bald auf analoge Organisation und Stimmung der vitalen Kräfte, bald auf gleiche und parallele Lage oder Function der Theile, bald auf verborgene oder unbekannte Ursachen und Anlagen.

Wenn aber Entzündung auf Reizung beruht, so wird durch letztere das Nervensystem jedenfalls zuerst getroffen, weil es allein fähig ist, Eindrücke zu empfangen, und in Thätigkeit gesetzt zu werden: seine ‚Impulsions-Kraft‘ wird erweckt. Die Wirkung dieses, so zu sagen, plastischen, Nerven-Einflusses (Neurosthenie) besteht darin, dass er jene expansive Bewegung hervorbringt, auf die sofort eine Säfte-Zuströmung zur gereizten Stelle folgt. Je nach dem Grade der Wirkung ist die Entzündung dann entweder einfach, oder erreicht den höchsten Grad (Oxyphlogose); oder ist weniger ausgesprochen, dagegen anhaltender (Inflammatio subacuta); oder sie wird chronisch.

Folgt die Betrachtung der Veränderungen im Capillar-Gefässnetz des entzündeten Organs

(Reaction. Fieber.), sowie die Untersuchung des Bluts und der Lymphe (Eiter. Pseudomembranen).

‚Wenn wir Alles über ‚Entzündung' Gesagte kurz zusammenfassen, so finden wir, dass sie in einer widernatürlichen, durch einen Stimulus erregten Thätigkeit des Capillarsystems besteht, deren Tendenz ist, organische Veränderungen hervor zu bringen, und deren anatomische Charaktere durch die physischen Zeichen der Congestion, die physiologischen dagegen durch eine Störung in den Functionen sich kenntlich machen....'

‚Nerven-Einfluss und Blut sind unstreitig die Lebensquellen für jedes organische Gebilde.'

4. Kapitel.

Von der accidentellen Entwicklung neuer den ursprünglichen analoger, Gewebe.

In Folge einer gewissen eigenthümlichen Lebensthätigkeit (Homöoplasie) entwickeln sich in Krankheiten neue, den natürlichen analoge und mit ihnen sogar identische, Gewebe, die sich auf 10 Klassen zurückführen lassen, nämlich 1) das Zellgewebe (Umbildung, Verwandlung, Verwachsung, etc.); 2) das Gefässgewebe (im Capillar-Systeme); 3) das Membrangewebe, das in seröses und pyogenisches (Eiter bildendes) zerfällt (letzteres entwickelt sich während der, vom Verfasser als Hyperphlogose bezeichneten, Entzündungs-Periode); 4) das schwammige oder erectile Gewebe (Blutschwamm: Muttermale, Aneurysma per Anastomosin, Telangiectasie und Hämatoma, namentlich das von Récamier innerhalb der Hämorrhoidal-Knoten entdeckte, bisweilen in Krebs ausartende); 5) das fibröse Gewebe (Obliteration und Umwandlung von Arterien, Venen (z. B. Umbilicalis und Ductus Arantii), von Knorpeln und Synovialhäuten, Muskeln, Knochen (Querbrüche der Kniescheibe, u. s. f.); 6) das Faserknorpel-Gewebe (zu den Membranen, welche diese Veränderung erleiden, gehören vor Allen: die äussere Hülle der Milz, der Leber, die Tunica vaginalis testis, der Herzbeutel, das Brustfell, die Arachnoidea); 7) das Knochengewebe, (die Verknöcherung nimmt bald die Form von Lamellen, bald von kleinen tropfsteinähnlichen Tuberkeln an. Alle Gewebe des Organismus, einige mehr, denn andere, sind der Verknöcherung fähig); 8) das Fettgewebe, (hier ist nicht die Rede von Corpulenz, sondern von Fett-Erscheinung an Orten, wo sie sich in der Regel nicht zeigt, sowie von Verwandlung der Gebilde in Fettsubstanz. Zu diesen gehören die Muskeln, Leber, Nieren, Harnleiter und das Pancreas, Fettgeschwülste (Lipome); 9) und 10) das Haar- und Horngewebe (Ichthyosis).

Den folgenden 11ten Artikel, der über Homöoplasie allgemeine Betrachtungen enthält, empfehlen wir zur besonderen Durchsicht.

5. Kapitel.

Accidentell in den Organen entwickelte Substanzen, die der Organisation derselben fremd sind (durch Heteroplasie).

Diese zerfallen in 4 Klassen: 1) in die Tuberkel-Substanz; 2) in die speckartige; 3) in die skirrhös-cancröse; und 4) in das Mark-Sarcom (Fungus medullaris). Zu beiden Letzteren wird noch eine 5) als Melanose gezählt. Unter diesen ist die Behandlung von Nr. 1 mit Hinblick auf die ursächlichen Momente, und den Zusammenhang speciell mit Scrophulosis von besonderem Interesse. Ueber ‚Melanose‘ hatte Verfasser bekanntlich schon früher eine selbständige Abhandlung veröffentlicht. Hier fügt er die Bemerkung bei, dass der aufgehobene oder geschwächte Nerven-Einfluss einen gewissen Antheil an dieser krankhaften Blutveränderung habe, woraus er schliesst, dass Melanose keineswegs ein pathologisches Product sui generis, sondern eine einfache Schwarzfärbung bald eines gesunden, bald eines alterirten, bald endlich eines accidentell entwickelten Gebildes sei. In der allgemeinen Betrachtung (6. Artikel) kommt Autor auf das vorige Kapitel der Homöoplasie zurück, um ihre Wirkungen als ‚euplastische‘ zu bezeichnen, im Gegensatze jener der Heteroplasie, die er kakoplastische nennt, weil jene homologe Gewebe erzeuge, während diese ungenügende, ja, deletäre, Eigenschaften besitze.

6. Kapitel.

Von den krankhaften Producten, welche mit den Normal-Gebilden ausser allem Zusammenhange stehen.

Diese zerfallen in 2 Classen, wovon die Eine der Organisation entbehrt, und verschiedene Arten von Concrementen (der Speicheldrüsen, des Rachens, der Lungen, Gedärme (Benzoar-Steine), der Gallen- und Harnsteine, solcher der Prostata, arthritische Tuffsteine und Phlebolithen) begreift, die Andere dagegen nicht bloss organisirte und lebende, sondern auch selbständige Wesen enthält (Entozoen).

7. Kapitel.

Allgemeine Betrachtungen über die Pathogenie der organischen Krankheiten, ihre Ausgänge, und die Art, wie sie den Tod herbeiführen.

‚Wenn man die bisherigen Capitel überblickt' — wir lassen hier den Autor selbst sprechen — ‚so wird man unseren Standpunkt, und die Art, wie wir die Pathogenie der organischen Krankheiten betrachten, hinlänglich erkennen. Wir haben nämlich dargethan, wie die organischen Affectionen durch den Ernährungsprozess bedingt werden, sei es, dass derselbe entweder eine solche Materie erzeugt, die man als Product organischer Thätigkeit auch im gesunden Zustande trifft, oder dass diese Materie dem Organismus fremd ist. In einigen Fällen geht diesem Prozesse eine Entzündung voraus, die gleichsam das Signal dazu gibt; am Häufigsten jedoch gewahrt man durchaus keine phlogistische Bewegung; aber immerhin lassen sich sowohl die mächtige Wirkung der Nervenkraft erkennen, als auch die inneren Bewegungen, deren Objekt die Bildung der Krankheit ist, an die verschiedenen Modificationen des nervösen Factors anknüpfen. Denn, wenn man aller organischen Veränderungen Urquelle zurück verfolgt, so gelangt man fast nothgedrungen auf einen fehlerhaften oder erlahmten Nerven-Einfluss.' (Innervation vicieuse et languissante.)

,Das gründliche Studium der Pathogenie der organischen Krankheiten führt uns zuletzt auf zwei ursprüngliche Factoren: 1) vom materiellen Gesichtspunkt: auf die Zusammensetzung des Bluts, als Quelle aller thierischen Materie; und 2) vom dynamischen: auf die Bildungskraft. Aber höher, als diese beiden Factoren, steht die Nervenkraft. Diese, die Nervenbegeistigung, ist es, welche der krankhaften Aeusserung den ersten Impuls gibt, und sie dirigirt, indem sie ihren Verlauf entweder verlangsamt, oder beschleunigt. Sie ist es endlich, die bis zum Ende fortbesteht. Tod ist, in der That, nur absolutes Aufhören der Nervenbegeistigung.'

,Im Grunde gibt es nur eine einzige Todesart, nämlich durch Lähmung eines oder mehrerer Hauptlebensherde. Man stirbt durch Paralyse des Gehirns (Apoplexie); durch jene der Lungen (Asphyxie); durch jene des Herzens (Syncope); endlich auch durch jene des Sonnengeflechts des Nerv. Sympathicus, durch Abepithymie, (nach Plato, Timæus.) In jedem dieser Fälle wird der Tod durch Auslöschen oder Unterdrückung der Lebenskraft bedingt. Niemals führen organische Krankheiten, selbst die verwickeltsten, unmittelbar den Tod herbei.'

,Die Paralyse der Hauptherde erfolgt sonach auf zweifache Weise. Das Princip, das die Organe belebt, kann, wie gesagt, entweder unterdrückt, oder erschöpft sein. Im ersten Falle tritt der Tod plötzlich ein, im zweiten kommt er langsam heran. (Folgt die Aufzählung der Todesarten, je nach dem Affectionsherde, wobei zur Asphyxie Verfasser bemerkt, das Gehirn sterbe später, als die Lunge.)....... Je schrecklicher der Kampf zwischen Leben und Tod gewesen, desto rascher erfolgt Verwesung, so dass man fast behaupten könnte, dass sie nach Verhältniss der Aufregung der Nervenkräfte beschleunigt werde. Darum lässt die gewaltthätige Todesart auch nach dem Tode weit tiefere Spuren zurück, als eine langsame, graduelle Erschöpfung......'

,So finden wir in der ganzen Reihenfolge unserer Untersuchungen über Bildung organischer Krankheiten bis zu den, nach dem Tode sich einstellenden Veränderungen, zuletzt allemal die Einwirkungen der Lebenskraft; und es wird immer mehr einleuchtend, dass wir auf dem Wege, den wir durchlaufen wollen, nur an der Hand der Physiologie vorwärts kommen können.'

,Wenn wir unter den Systemen des thierischen

Organismus als das, nach unserer innersten Ueberzeugung über alle anderen erhabene und herrschende, das Nervensystem hervorheben, so massen wir uns damit keineswegs an, auch dessen Mechanismus erklären zu wollen. Wenn wir dem Blute Vitalität zuschreiben, wenn wir unter ‚Plastodynamie‘ eine ganz eigenthümliche Lebensäusserung statuiren, wenn wir endlich in der Bildung neuer und belebter Wesen eine spontane Zeugung erkennen, so rechtfertigen uns überall überdies die Thatsachen, die auf die Naturanschauung des ehrwürdigen Alterthums zurückweisen.‘

Damit schliesst der I. Band, in dessen Auszug wir etwas genauer und breiter verfahren mussten, weil uns darum zu thun war, bei jedem dieser allgemeinen Systeme die Grundidee des Verfassers nicht bloss nachzuweisen, sondern auch ihre Durchführung und wissenschaftliche Berechtigung zu zeigen.

Dass der Gedanke vom gasartigen Nerven-Principe kein originaler Lobstein's sei, haben wir, nach dem vorher Gegangenen, nicht nöthig einzuräumen, aber so Viel wenigstens steht fest, dass er der Erste war, der ein Lehrbuch der Pathologischen Anatomie auf jenes Ideal zu gründen, und mit dessen Inspiration durch zu führen versucht hat.

Die ‚Specielle pathol. Anatomie‘ zerfällt in zwei Theile, denen die beiden folgenden Bände, 2 und 3, gewidmet werden sollten. Wir betrachten den zweiten nur nach seiner Inhalts-Uebersicht.

II. Band.

Er erschien, wie bemerkt, erst 4 Jahre nach dem Ersten, und behandelt die ‚Anatomie der allgemeinen Systeme', und zwar in 6 Abschnitten mit folgendem Inhalte:

1. ABSCHNITT.

Krankheiten des Zellgewebs.

1. Capitel. Verhärtung;
2. Capitel. Entzündung (Phlogose, Epiphlogose, Metaphlogose und Hyperphlogose) desselben.

2. ABSCHNITT.

Krankheiten des Knochensystems.

I. Classe. Form-Veränderungen der Knochen ohne Alteration ihrer Structur und Zusammensetzung (Verkrümmungen und Rhachitis), und Veränderungen ihrer Farbe.

II. Classe. Veränderungen des Knochengewebes.

1. Capitel. Von der Entzündung.
   - Art. 1. Periostitis;
   - 2. Periostose;
   - 3. Ostitis.
2. Capitel. Von der Knochenanschwellung oder Hyperostose.
   - Art. 1. Osteosclerose;
   - 2. Osteoporose;
   - 3. Osteospongiose oder Spina ventosa.

3. Capitel. Von den Knochen-Gewächsen oder Osteophyten.
4. Capitel. Vom Knochenfrasse.
   Art. 1. Knochen-Aufsaugung;
   2. Knochengeschwür (Caries).
5. Capitel. Von der Knochen-Verkrümmung.
   Art. 1. Knochen-Erweichung (Osteomalacie);
   2. Knochen-Brüchigkeit (Osteopsatyrose);
6. Capitel. Von den Umwandlungen des Knochengewebs.
   Art. 1. Osteosarkom;
   2. Osteolyose.
7. Capitel. Vom Heilungsprozesse im Knochensysteme.
   Art. 1. Kallusbildung (Osteotylose);
   2. Wiedererzeugung der Knochen (Necrose).
8. Capitel. Von den krankhaften Veränderungen des Knochenmarks.
9. Capitel. Von den Krankheiten der Zähne.

‚Dieser Abschnitt' — sagt der Recensent der bereits citirten ‚*Gazette médicale de Paris*'[60] — ‚ist mit ganz besonderem Fleisse behandelt. Der Verfasser erkannte die Nothwendigkeit, dies, bisher noch ziemlich dunkle, Gebiet der Wissenschaft gründlich zu bearbeiten. Wir tragen darum kein Bedenken, die Behauptung aufzustellen, dass ‚diese Arbeit die vollständigste sei, die es über diesen Gegenstand gibt.'

[60] Tom II. 1834. Nr. 2 vom 11. Januar 1834, p. 29.

3. ABSCHNITT.

Krankheiten des Knorpelsystems.

4. ABSCHNITT.

Krankheiten des ligamentösen Systems und des Gelenk-Apparats.

1. Capitel. Von der Gelenkwassersucht oder Hydrarthrose.
2. Capitel. Von der Entzündung der Synovialhaut.
3. Capitel. Von den, im Innern der Gelenke frei schwebenden, Knorpeln.
4. Capitel. Von der Arthrocace (Fungus articulorum).
   Art. 1. Spondylocace;
   2. Omocace, Anconocace[61], Cheirocace und Podocace;
   3. Coxocace (Coxalgie);
   4. Gonocace (Tumor albus genu).
5. Capitel. Von der Ankylose.
6. Capitel. Von der Missbildung der Gelenkenden der Knochen.
7. Capitel. Von den falschen Gelenken. Allgemeine Betrachtungen über die Gelenkkrankheiten.

5. ABSCHNITT.

Krankheiten des Muskelsystems.

6. ABSCHNITT.

Krankheiten des arteriellen und venösen Systems.

Eingetheilt in vier Classen, nämlich: I. des Herzens und Herzbeutels; II. der Arterien; III. der Venen; IV. der Lymphgefässe.

61 Von ἄγκον, Ellbogen

I. Classe. Krankheiten des Herzens und Herzbeutels.

Erste Ordnung. Krankheiten des Herzbeutels.

1. Capitel. Pneumatose des Herzbeutels.
2. Capitel. Wassersucht des Herzbeutels.
   Art. 1. Phlogose;
   2. Epiphlogose;
   3. Hyperphlogose des Herzbeutels, Allgemeine Betrachtungen über Herzbeutel-Entzündung.

Zweite Ordnung. Krankheiten der Herz-Substanz.

1. Capitel. Hypertrophie des Herzens.
2. Capitel. Atrophie des Herzens.
3. Capitel. Aneurysma des Herzens.
   Art. 1. Actives Aneurysma a) aller Herzhöhlen; b) des linken Ventrikels; c) des rechten Ventrikels; d) der Herzohren.
   2. Passives Aneurysma a) b) c) d) wie beim activen. Allgem. Betrachtungen über Aneurysma des Herzens.
4. Capitel. Verhärtung, Verknorpelung und Verknöcherung des Muskelgewebs des Herzens.
5. Capitel. Erweichung des Herzens oder Cardiomalacie.
6. Capitel. Fettzustand des Herzens.
7. Capitel. Herzentzündung und ihre Folgen.
8. Capitel. Herz-Ruptur und Durchlöcherung der Scheidewand seiner Höhlen.

9. Capitel. Partielle Erweiterung oder begrenztes Aneurysma des Herzens.
10. Capitel. Fleischgewächse im Innern des Herzens.
11. Capitel. Verknöcherungen des Umkreises der Mündungen zwischen dem Herzen und den Herzohren, und Verknöcherungen der Herzklappen.
12. Capitel. Verschiedene accidentelle Producte, die in der Substanz des Herzens vorkommen.
13. Capitel. Blutconcretionen oder sog. Herz-Polypen.

II. Classe. Krankheiten der Arterien.
1. Capitel. Erweiterung der Arterien.
2. Capitel. Verengerung der Arterien.
3. Capitel. Verstopfung der Arterien.
4. Capitel. Färbung der innern Arterienhaut.
5. Capitel. Entzündung der Arterien (Arteritis) und ihre Folgen.
6. Capitel. Verdickung der Arterien (Arteriosclerose).
7. Capitel. Verknöcherung der Arterien.
8. Capitel. Erweichung der Arterien (Arteriomalacie).
9. Capitel. Ablösung der innern Membran der Arterien.
10. Capitel. Aneurysma der Arterien.
11. Capitel. Obliteration der Arterien.

III. Classe. Krankheiten der Venen.
1. Capitel. Erweiterung der Venen, ihr varicöser Zustand und ihre Ruptur.

2. Capitel. Obstruction und Obliteration der Venen.
3. Capitel. Entzündung der Venen oder Phlebitis.

Anhang: Ueber den pathologischen Zustand des Blutes.

Aus Letzterem können wir uns nicht versagen, die Schlussbemerkung wörtlich wieder zu geben:

‚Das Bisherige dürfte genügen, um die wichtige Rolle, die das Blut in Krankheiten spielt, in volles Licht zu setzen. Die Rückkehr zu einer, auf Vernunftgründe basirten, Humoralpathologie ist einer der Charakterzüge unserer Zeit. Keine Krankheit trug vielleicht mehr dazu bei, längst verlassene Lehren und Ansichten wieder zurück zu rufen, als jene fürchterliche Seuche, die, in Indien geboren, Europa verheerend durchwandert, fast in einem Augenblicke das Blut verändert, und seine Lebenseigenschaften vernichtet, während sie zugleich das Nervensystem lähmt. Die Cholera hat gezeigt, dass das Blut noch anderen Einflüssen gehorche, als denjenigen, die aus der gewohnten Einwirkung der Atmosphäre, oder dem friedlichen Ernährungsprozesse, stammen, und dass in ihm Etwas vorhanden sei, das man nicht angreifen könne, ohne es in seiner innersten Natur zu alteriren, und zum Lebensunterhalte untauglich zu machen.‘

‚Noch einen Schritt, und einen tiefen Sinn wird man erkennen in des höchsten Alterthums Worten: ‚Des Leibes Leben ist in dem Blute‘.

Damit schliesst der zweite Band; und soweit erschien auch Lobstein's ‚Lehrbuch der pathologischen Anatomie‘[62].

Zu seiner Fortsetzung fanden sich, als Manuscript vollendet und druckfertig, folgende Abschnitte vor:

III. Band.

7. ABSCHNITT.

IV. Classe. Krankheiten des lymphatischen Systems, mit der Eintheilung, wie bei den Krankheiten der Venen.

8. ABSCHNITT.

Krankheiten des Nervensystems.

1. Capitel. Allgemeine Uebersicht.
2. Capitel. Krankheiten der Arachnoïdea und deren Definition.
   Art. 1. Alteration des Pericraniums.
   2. Alteration der Gehirn-Hülle.
3. Capitel. Alteration der Pia mater.
4. Capitel. Gleichzeitige Alteration der Pia mater und der Arachnoïdea.
5. Capitel. Alterationen organischer Natur der Dura mater. Fungus derselben.

[62] Zu den bereits angeführten Kritiken über dasselbe machen wir noch folgende namhaft:

‚Journal des Savans.‘ Mois de Mai 1829. Analyse par M. Remusat.

‚Göttingische gelehrte Anzeigen.‘ 179tes Stück vom 7. Nov. 1829.

‚Archives générales de médecine.‘ Juin 1834, p. 320.

‚Revue médicale.‘ Mai 1834, p. 189.

‚Dictionnaire encyclopédique des Sciences médicales.‘ II. Ser. II B. Paris 1869. Analyse de M. Beaugrand.

Alles weitere Material ist von hier an zwar classificirt, und nach Heften geordnet, aber nicht complet ausgearbeitet. Es folgt:

9. ABSCHNITT.

Organische Krankheiten des Gehirns.

1. Capitel. Fibroïde.
2. Capitel. Verknöcherungen.
3. Capitel. Kirronose.
4. Capitel. Lokale Alterationen verschiedener Gehirntheile.

Dazu ein Heft voll Notizen über: Entzündung, Erweichung, innere Hämorrhagien, Cavernen des Gehirns.

Sodann weitere Noten und redactionnelle Skizzen über:

1. Krankheiten des kleinen Gehirns.
2. Krankheiten des Rückenmarks.
3. Hydrophobie.
4. Krankheiten der Nerven.
5. Krankheiten der Sinne im Allgemeinen.
6. Krankheiten des Auges.
7. Krankheiten der Muskeln.
8. Krankheiten der Haut.....

IV. Band.

I. Krankheiten der Respirations-Organe:

Der Nase, des Kehlkopfs, der Trachea, der Lungen und Pleura, etc. etc.

II. Krankheiten der Digestions-Organe:

Der Speiseröhre, des Magens, des Pancreas, der Leber und Milz, der Gedärme, des Peritoneums (wobei über Hydropsie und Hernien).

III. Krankheiten der Harn-Organe:

Der Nieren und Neben-Nieren, der Harnleiter und Harnblase.

IV. Krankheiten der Geschlechtsorgane:

a) männliche: Hoden und Nebenhoden, Samencanäle, Prostata, etc. etc.

b) weibliche: 1) äussere Geschlechtstheile; 2) innere Geschlechtstheile: a) Uterus, b) Tuben, c) Ovarien.

V. Krankheiten der Entwicklung des Menschen:

1) der Placenta fœtalis; 2) des Ei's; 3) des Embrio's; 4) des Fötus (namentlich dessen Cerebralsystems, mit 3 fertigen, colorirten Tafeln); und 5) von den Monstruositäten desselben, worüber Skizzen von Zeichnungen gleichfalls vorhanden sind. — Schluss.

Dies die Anlage und Inhaltsübersicht des Werks, dessen Charakter Verfasser selbst mit der Versicherung kennzeichnet, ‚dass die zahlreichen Beobachtungen, die der speciellen pathologischen Anatomie zur Grundlage dienen, und den Gegenstand der betreffenden Bände bilden sollen, mit Wahrheitsliebe gesammelt und frei von Vorurtheilen aufgezeichnet worden sind.‘

Um so mehr dürfen wir beklagen, dass seine Bitte: ‚der unparteiische Leser möge sein Urtheil so lange verschieben, bis er vom Ganzen dieser Arbeit Einsicht genommen haben werde' eine Gewährung nicht erleben konnte, und vielleicht manches Schätzbare jener Beobachtungen für immer zu Grabe ging!

X.

‚Essai d'une nouvelle Théorie des Maladies, fondée sur les Anomalies de l'Innervation'.

vom Jahr 1835.

Diese kleine Schrift, die letzte aus Lobstein's Feder, haben wir in voranstehender Lebensschilderung bereits im Allgemeinen, und für den ärztlichen Laien hinlänglich charakterisirt. Auf ihre Grundzüge hier etwas näher einzugehen, und sie dem Urtheile wissenschaftlich gebildeter Leser zu unterbreiten, soll die Aufgabe unserer letzten Blätter um so mehr sein, als die kurze Broschüre (von nur 3 Druckbogen in-8), deren Erscheinen Verfasser selbst nicht mehr erlebt hat, damals relativ geringe Verbreitung und nicht jene Beachtung fand, die er ihr, als der Vorläuferin eines besonderen Werks über ‚Pathogénie', das den Schlussstein seines Lehrgebäudes bilden sollte, vom Standpunkte der Wissenschaft gewünscht hatte.

‚Die Gedanken, die ich in diesen Blättern niedergelegt habe' — sagt er im Vorbericht — ‚gehören eigentlich in die Gebiete der medizinischen Klinik und speciell der pathologischen Anatomie; ich hätte sie also dort in meinem Lehrbuche, dessen dritter Band sich unter Anderem mit den Krankheiten des Nervensystems befassen wird, aufnehmen, und entwickeln können; allein solche Fragen von rein theoretischer Natur schienen mir nicht in ein Werk von wesentlich descriptivem Charakter zu gehören: darum mögen sie für sich allein an's Licht treten.'

Ihr Grundthema ist uns bekannt. Lobstein's wissenschaftliches, auf Viel Arbeit und Nachdenken gegründetes, Ideal, wir sahen es entstehen, sich entwickeln, und die schöpferische Kraft seines Trägers begeistern. Die Lehre vom Principe der Nervenkraft fand in ihm ihren wärmsten, ja, wir können sagen: ihren überzeugungsvollsten Vertreter; und, was er aus ihr zu machen, wohin er sie zu erheben gedachte, das ist sein Werk, selbst nur als Versuch. Ist dieser doch nicht allein praktischer Wissensdrang, sondern sehr häufig auch Wegweiser zur Wahrheit. Und, leitet er bisweilen auch irre, so werden nachkommende, glücklichere Pilger ihn berichtigen, denn — auch der Irrthum führt zur Weisheit.

Seine Idee vom Nerven-Agens hat Verfasser, wie wir aus den Beilagen zur Genüge gesehen haben, in den bisherigen Schriften mehr nur mit der Anatomie zu vereinbaren, und durch die Physiologie zu erklären und zu rechtfertigen gestrebt; jetzt aber, und nahe bei seiner Lebensgrenze, will er sie auch zum Nutzen der Pathologie verwerthen, und in einer ‚Neuen Krankheits-Theorie' zu praktischer Geltung bringen. Folgen wir ihm auch zu diesem letzten ‚Versuche‘: er ist zugleich sein wissenschaftliches Testament!

Die erste, weitaus grössere, Hälfte des Schriftchens, das gleichfalls in deutscher Sprache erschien[63], ist von § 1-32 dem Wesen, der Bewegung und dem Einflusse der, auf die verschiedenen Bestandtheile des Organismus normal wirkenden Nervenkraft gewidmet. Die zweite, von § 32-37, enthält das eigentliche Thema, d. h. den Versuch der Nutz-Anwendung dieser Grundsätze auf die Pathogenie, was durch eine beigefügte Tabelle der krankhaften Nerventhätigkeit in den verschiedenen Systemen und organischen Apparaten veranschaulicht wird. Als Anhang werden überdies zum Schlusse Cholera, Typhus und Intermittens beispielsweise vom Standpunkte dieser ‚Neuen Theorie‘ erläutert.

Den Eingang, vom Wesen handelnd, können wir uns füglich ersparen. Verfasser wiederholt die hinlänglich bekannten Sätze hier nur mit noch grösserer Klarheit und engerer Präcision, und kommt sodann auf die Bewegung des imponderablen Stoff's, der das unmittelbare Vehikel der Nervenkraft bilde, näher zu sprechen.

63 ‚Versuch einer neuen Theorie der Krankheiten, gegründet auf die Anomalien der Nervenkraft.‘ Stuttgart. Brodhag'sche Buchhandlung. 1835. 8. von Dr. A. Neurohr, der als dankenswerthe Zugabe den wissenschaftlichen Theil des ‚Discours sur la Prééminence du système nerveux‘ (VI. Beilage) hinzu gefügt, und als 1tes Capitel voraus gestellt hat.

Diese Bewegung sei von zweifacher Natur: entweder blitzschnell, augenblicklich und wahrhaft impulsiv, sei's vom Centrum zur Peripherie, oder umgekehrt (Willens-Botschaft und Vermittlung von Eindrücken), und unter gewissen Umständen erkennbar durch Erweiterung, Entwicklung und Ausdehnung der festen, wie flüssigen Theile; oder langsam, ohne Anstrengung und Impuls, unausgesetzt strömend, durch fortwährende Emanation, bald zu den Quellen, bald zur Peripherie der Nervenfäden des Nervus Sympathicus (friedliche Thätigkeit der Ernährung, der Secretionen, und alle Prozesse des vegetativen Lebens), und in einer sehr grossen Anzahl von Fällen der ersten sehr ähnlich.

Diese Bewegung und ihre Kraft bezeichnet Verfasser mit dem Worte: Innervation (Nerven-Thätigkeit-Einfluss-Wirkung etc.) Wir übersetzen es wohl am Treffendsten — gar nicht[64].

Diese Kraft, ob sie gleich das Leben selbst nicht ausmache, gebe sich doch in allen seinen Vorgängen, von der wahrnehmbaren Expansiv-Bewegung in den einfachen Organen bis zum complicirten Prozesse, wodurch sie sich ernähren und wachsen, zu erkennen und übe ihre Herrschaft über die Verrichtungen des thierischen Haushalts.

Die Bewegung der Nervenkraft führt den Verfasser

[64] In diesem, dem Latein entlehnten, Ausdrucke sind die Begriffe der Handlung und ihrer Energie vereinigt. Das ‚In' will uns sagen, dass die ‚Nervatio' allzeit ohne Unterlass begierigst auf ihre Objecte losgehe. Im Deutschen finden wir dafür kein Synonym.

weiterhin zur Betrachtung ihres normalen Einflusses auf die einzelnen Theile des Organismus, für die er nach dem Innervations-Grade folgende Scala in absteigender Ordnung aufstellt :

I. Innervation der Säfte.

a) des Bluts,

b) des Samens,

c) der Flüssigkeiten des Digestiv-Apparats, des Speichels, des Magensafts, der Galle,

d) der Milch,

e) der Ausdünstungsstoffe der Epidermis, wie der Lunge.

II. Innervation der festen Theile.

a) des Nervenmarks,

b) der Schleimhäute,

c) des Zellgewebs und der serösen Membranen,

d) der Muskeln,

e) des Knochengewebs,

f) der Faser- und Knorpelgewebe.

Werfen wir einen raschen Blick auf das Mass der Nervenkraft, dessen sich diese Theile zu erfreuen haben.

I. Aus der Sphäre der Säfte :

a) Das Blut. Es steht mit der Nervenkraft in der innigsten Verbindung, und zwar 1) quantitativ, durch Zunahme seines Volumens unter gewissen moralischen Einflüssen, indem, von einer Repulsionskraft durchdrungen, die Blutkörperchen sich von einander entfernt halten, und hierdurch einen grösseren Raum einnehmen (Erscheinungen der Turgescenz, Gefühl von Schwere, Völle, Spannung); und 2) qualitativ, durch Veränderung in seiner Zusammensetzung und seinen Eigenschaften, die entweder erhöht (leichter organisirbar), oder vermindert (flüssiger, aufgelöster, wie bei Scorbut), oder pervers (z. B. bei Typhus) sein können.

b) Der Same. Obgleich über sein Verhältniss zur Nervenkraft keine so sprechenden Zeugnisse vorliegen, so ist es doch kaum zu bezweifeln, dass ihre belebenden Einflüsse auf ihn von hoher Wirkung sind. Vielleicht liessen sich auf diese Art die erbliche Schwäche der betreffenden Organe, die angeborene Kachexie, die Scrophulose und Rhachitis u. dergl. m., erklären?

c) Die Flüssigkeiten des Digestions-Apparats. Hier sind wir im Stande, Veränderungen nachzuweisen, die offenbar den verschiedenen Graden des Einflusses der Nervenkraft entsprechen (Speichel der Zornigen und Wasserscheuen; der Magensaft, und vermuthlich auch jener des Pancreas, die in Folge moralischer Einflüsse ätzende Eigenschaft erhalten).

d) Die **Milch**. Ihre Veränderungen in Folge von Leidenschaften sind erwiesen. Wir verlieren darüber keine weiteren Worte.

e) Die Ausdünstungsstoffe der Haut und Lungen. Wenn die Nervenkraft einen unwiderlegbaren Einfluss auf die, von Organen complicirter Structur abgesonderten, Flüssigkeiten übt, so muss derselbe auf die Säfte, welche direkt aus dem Blute kommen, noch um so schneller und energischer sein. Demnach ist dieser Ausdünstungsstoff vom Nervenagens gleichsam imprägnirt, und dieses, das mit den Perspirations-Säften ausgehaucht wird, adhärirt ihnen um so inniger, je erhöhter die Innervation war.

Dieser Punkt veranlasst den Autor zu einer Abschweifung auf die Contagien und deren flüchtigen Betrachtung.

Nach seinem Grundsatze, dass jede active Evaporation des lebenden Organismus, sowohl die ansteckende, als nicht ansteckende, unter dem Einflusse der Nervenkraft vor sich gehe, die bald durch Impulsion, bald durch Emanation, wirke, nimmt er auch zweierlei Wirkungsweisen der Contagien an, nämlich für das Cerebrospinalsystem : eine schnelle und leicht übertragende, wie bei Pest, Thyphus, Blattern, Scharlach, Masern, Keuchhusten, Syphilis, Hundswuth u. A.; für das Gangliensystem : eine langsame, wenig übertragende und dunkle, wie man sie namentlich bei Friesel, Ruhr und asiatischer Cholera annehmen müsse.

Im Wesen der Contagien unterscheidet Verfasser gleichfalls 2 Arten von Ansteckungsstoffen, je nach der Quelle, woraus sie entspringen: die atmosphärischen (Miasmen), und die somatischen (durch den Organismus selbst gebildeten und abgesonderten). Erstere, als Imponderabilien, hätten ohne Zweifel mit dem Nervenagens eine gewisse Wahlverwandtschaft, befielen die Nerven-Systeme mit Blitzesschnelle, übertrügen sich sehr leicht, und riefen allenthalben grosse Störungen hervor; Letztere hingegen zeigten nicht diese flüchtigen, charakteristischen Merkmale, verursachten keine ausserordentliche Reaction und stünden mit dem Organismus gleichsam auf vertrauterem Fusse.

Die atmosphärischen Ansteckungsstoffe, einmal in den Organismus aufgenommen, würden von demselben dergestalt verarbeitet, dass sie selber zu somatischen würden, sich reproducirten und mittheilen könnten, ohne von Neuem aus der Luft entnommen, d. h. eingesogen zu werden (Blattern, Masern, Scharlach etc.).

Das Miasma erzeuge endlich 3 Gattungen von Krankheiten, wovon die beiden ersteren zugleich epidemische seien, nämlich: 1) atmosphärisch-somatische, wo die Atmosphäre den Organismus inficire; 2) somatisch-atmosphärische, wo das Umgekehrte stattfinde; und 3) somato-somatische, wo der Organismus den Organismus, niemals aber die Atmosphäre, anstecke.

Nach dieser Digression, bei der wir uns mit Rücksicht auf die spätere Nutzanwendung dieser Sätze etwas länger aufhalten mussten, fährt Verfasser in der Betrachtung der normalen Innervation fort.

II. Aus der Sphäre der festen Theile:

a) Das Nervenmark, eine Substanz, die zwischen den flüssigen und festen Gebilden die Mitte halte. Von seinem Verhältniss zu den Organen, seiner Verwandtschaft in den beiden Systemen, von deren Beziehungen und Sympathien, namentlich von der, durch die Ganglienkette gebildeten, Scheidegrenze oder Barrière u. s. w., wurde im Artikel: ‚Trisplanchnicus' (VII. Beilage) bereits ausführlichst gehandelt. Seine Beziehungen als Träger des Agens zu den Imponderabilien der Natur, seien, abgesehen von Licht und Wärmestoff, ohne Zweifel sehr innige[65], und namentlich vom Zustande der Atmosphäre ganz besonders bedingte. Biete ihm doch das Blut, das von atmosphärischen Imponderabilien direct imprägnirt werde, hiezu die nächste und reichlichste Quelle. Es eigne sich diese Stoffe an, verarbeite und gebe sie verbessert dem Blute zurück. Hierdurch entstehe zwischen den beiden

65 ‚Heutigen Tags' — sagt Lallemand (1790-1854) — ‚zweifelt Niemand mehr an der Identität des electrischen, galvanischen und magnetischen Fluidums, und Alles berechtigt zu dem Gedanken, dass das Nervenfluidum selbst nur eine Modification von jenem ist.' (Recherches anatom. et pathol. sur l'encéphale. Lettre 7, p. 146.)

wichtigsten Systemen des thierischen Haushalts ein beständiger Wechsel eben dieser Stoffe. Aber, mit den Imponderabilien empfange das Blut auch die, in der Luft verbreiteten, schädlichen Substanzen, die Miasmen. Da diese aber das Nervenmark nicht direct, sondern erst durch Vermittelung des Bluts angriffen, so bedürfe es einiger Zeit, bis ihre Gegenwart sich äussere (Incubations-Periode), während der directe Angriff auf die Nervenpulpa sich augenblicklich durch grosse Prostration und Schauder kund gebe.

b) Die Schleimhäute. Hier sei der Zweck der Innervation einerseits die Ernährung des Organs und die Regelung seiner vitalen Energie, anderseits die Förderung der Secretion, zu deren Gunsten die Nerven sich hauptsächlich hier zu verbreiten schienen. Darum müsse man annehmen, dass auch das Secretions-Product, der Schleim, unter dem Einflusse des Nervenmarks stehe, von ihm belebt und folglich fähiger werde, sei's einen atmosphärisch-somatischen Ansteckungsstoff, wie beim Schnupfen und Brustkatarrhe, sei's einen somatisch-atmosphärischen, wie bei Masern und Ruhr, von Individuum zu Individuum zu übertragen; und dürfe nicht minder für wahr halten, dass er, vermöge der grossen Bildungskraft, die ihm dieser Einfluss gewähre, bald zur Basis und

Hülle kalkartiger Concremente werde, die er an einander reihe und regelmässig gestalten helfe, bald den höchsten Grad organisatorischer Fähigkeit erlange, indem er zur Bildung von Eingeweidewürmern beitrage.

c) Das Zellgewebe und die serösen Membranen. Was ihre Empfänglichkeit für die Wirkungen des Nerven-Agens betreffe, so stünden Beide auf gleicher Stufe mit den Schleimhäuten, ja! man müsse sogar glauben, sie seien demselben durch ihre Organisation noch zugänglicher. Denn Ersteres werde bekanntlich von zahlreichen Nerven verschiedenen Kalibers durchzogen, die ihr Fluidum in die kleinsten Masehen exhalirten (Versuch mit plötzlich vergiftetem Zellgewebe, worauf sofort die schrecklichsten Zufälle und sogar der Tod erfolgten); Letztere, die serösen Membranen, schienen an die Nervenstränge, oder an das Nervenmark selbst fast wie unmittelbar angeleimt (daher ihre Theilnahme, und bedeutungsvolle Rolle bei Fluxion und Inflammation (IX. Beilage).

Der parenchymatösen Organe, die aus Conglomeraten endlos verzweigter, secernirender Häute von mucöser wie seröser Natur bestehen, geschieht aus diesem Grunde hier keine besondere Erwähnung, mit Ausnahme der Hoden, die, bei ihrer grossen Empfindlichkeit, doch nur mit wenig Nerven bedacht sind. Verfasser erklärt dies aus der Qualität des Stoffes, den diese Organe bereiteten, und der an Vitalität dem Nervenmarke nicht nachstehe.

d) Die Muskeln genössen einer doppelten Innervation. Die Eine, permanente, besorge ihre Ernährung und Entwicklung, ihr inneres Leben, ihre Energie; die Andere, temporäre, wirke jeden Augenblick als nothwendiges Excitans ihrer Contractionen.

e) und *f*) Das Knochen-, Faser- und Knorpelgewebe. Unter diesen sei im Knochengewebe die Innervation am Deutlichsten ausgesprochen. Beweise dafür wären die Schmerzen und Krankheiten in demselben, die vielleicht zahlreicher seien, als in jedem anderen Gewebe, und bei Bändern und Knorpeln nicht beobachtet würden.

‚Somit dürfen wir' — folgert aus dem Bisherigen Lobstein — ‚die Innervation aller Theile unseres Organismus, der festen, wie der flüssigen, für eine vollendete Wahrheit halten, und namentlich in der beständigen Wechselwirkung des Nervenmarks und Bluts den innigsten Verkehr zwischen den verborgensten Gebilden des Körpers und der Aussenwelt anerkennen.'

Nach dieser Theorie gehören also zu den, von der Innervation physiologisch am Höchsten begünstigten, Bestandtheilen des thierischen Organismus aus der Reihe der festen: das Nervenmark, der flüssigen:

das Blut, und, dem ersteren an Begeistigung gleichkommend, der Same. Welche Fülle von Hypothesen liesse sich hierauf für die Zeugungsgeschichte gründen!

Nachdem Verfasser bisher von der normalen Innervation gehandelt, gelangt er nunmehr zum Hauptthema der Schrift, und entwickelt im Folgenden seine Grundsätze über fehlerhafte oder anomale Innervation als Quelle und Ursprung sämmtlicher Krankheiten. Wir beschränken uns auch hier auf eine kurze Betrachtung dieser ‚Neuen Theorie'.

Die Anomalie der Innervation, sofern sie die Grenzen des Nervensystems, des ganzen oder eines Apparats desselben, nicht überschreite, verursache, als reine Innervation, die Neurosen (des Gesichts, der Zähne, des Herzens, der Lungen, des Magens, der Därme, Nieren, Gebärmutter, der Arme, des Schenkels u. s. w.). Wirke sie aber auf das Blut, so werde sie hämatisch, und veranlasse dessen Entartung und Verderbniss (Hæmopathie). Errege sie dabei hauptsächlich das Angio-Cardiakal-System mit Veränderung der thierischen Wärme, so ergebe sich daraus das Fieber, die Pyrexie oder Angiose. Richte sie sich dagegen mehr auf das Capillarnetz und die, von ihm abhängigen, exhalirenden Gefässe, dann entstehe die Telangiose, die sich unter zweierlei Form darstelle, nämlich entweder als gehemmter, oder als vermehrter Prozess (*arrêt* oder *travail augmenté*). Zur ersten gehörten die Unterdrückung von Profluvien, oder die habituellen

Secretionen; die zweite rufe eine Säftezuströmung hervor, vermehre die normalen Secretionen oder erzeuge neue (blutige, seröse, lymphatische, mucöse). Erstrecke sich die anomale Innervation auf das, in den Capillaren enthaltene Blut, so sei Entzündung (Hæmotelangiose), wirke sie auf das Capillarnetz der absorbirenden Gefässe, so sei Unregelmässigkeit in der Circulation der Lymphe die Folge. Störe sie den Ernährungsprozess, so erzeuge sie durch abnorme Plasticität: organische Krankheiten. Umfasse sie endlich sämmtliche Theile, die festen, wie die flüssigen des Organismus, dann lege sie den Grund zu den constitutionellen Krankheiten, die meist erblich seien und zu besonderen Kachexien führten.

Die Anomalie der Innervation selbst beruhe aber — und hier liegt nach unserer Ansicht der Kernpunkt — auf dreierlei Arten der Veränderung, je nachdem sie nämlich per Excessum, per Defectum oder per Ataxiam wirke, d. h. erhöht, vermindert oder pervers (ungeregelt) sei. Sonach bildeten Hyperdynamie und Adynamie den quantitativen, Ataxie (Perversität) den qualitativen Modus der Innervation.

Nach dieser ‚pathologischen Trichotomie‘ gehören nach Lobstein die Krankheiten fortan betrachtet. ‚Wenn ihre verschiedenen Classen, die Neurosen, Fieber, Fluxionen, Entzündungen u. s. w., der Reihe nach in ihrer hyperdynamischen, adynamischen und ataktischen Form untersucht werden, so wird man die gründlichste Idee haben, die man sich in pathogenetischer Hinsicht von jeder einzelnen Krankheit überhaupt machen kann.‘

Es gäbe zwar — meint Verfasser — noch eine andere Art, Krankheiten zu studiren, indem man nämlich die abnorme Veränderung anführte, die jedes Organ zu erleiden fähig sei, und zwar durch 1) die reine, 2) die fluxionäre, 3) die phlogistische und 4) die plastische Innervation: eine Methode, welche den Vortheil hätte, die Verkettung der Krankheiten und ihren natürlichen Uebergang in einander zu zeigen[66]. Allein trotz der Vorzüge dieser anatomischen Methode bleibe er doch derjenigen treu, nach welcher die Krankheiten nach Familien, nach ihrer Verwandtschaft, geordnet würden, d. h. nach den charakteristischen vitalen Merkmalen und nach der Identität der Innervations-Form.

‚Denn ich sehe‘ — fügt er bei — ‚in allen Krankheiten nur vitale Thätigkeiten, organisch-vitale Processe, und gerade hierin besteht nach meiner Ansicht ihr Wesen. Keine Organisations-Veränderung kann ohne organischen Process stattfinden; vor dem Producte muss ein producirendes Agens, wie vor der Wirkung eine Ursache, vorhanden gewesen sein.‘

In organischen Krankheiten komme daher vom

[66] Z. B. bei der Lunge: 1) reine Innervation: Asthma essent., Keuchhusten, Lähmung; 2) fluxionäre Innervation: Emphysem, Oedem, Catarrh acut. und chronic.; 3) phlogistische Innervation: Pneumonie, Croup; 4) plastische Innervation: Granulationen, Tuberkeln, Indurationen, Geschwüre, u. s. w.

Standpunkte der Pathogenie Alles auf den Lebensprocess, dagegen nur Wenig auf die physische und materielle Alteration an. Bei Hydrops z. B. bilde ja das Serum keineswegs die Hauptsache, sondern vielmehr die anomale Thätigkeit der exhalirenden und absorbirenden Gefässe, und andere Exempel mehr. Darum richte der Arzt seinen Blick nicht auf die pathologischen Producte, sondern auf den Process, durch den sie entstanden seien, und den er zu bemeistern suche.

Von welchem Gesichtspunkt aber man diesen Vorgang immer beurtheilen wolle, ob vom pathologischen, ob vom therapeutischen, immer sei Alles physiologisch, Alles vital, Alles nervös, weil ohne Nerveneinfluss die Organe jenes Impulses entbehrten, der sie in Bewegung setze und ihre Entwicklung während ihrer ganzen Lebensdauer unterhalte.

Die leitenden Motive dieser Denkschrift, worin er sich nur auf die Aufstellung der Principien dieser ‚Neuen Theorie‘ beschränkt habe, in Kürze wiederholend und zusammen fassend, schliesst Verfasser diese letzte Arbeit mit den Worten:

‚So wäre ich denn angelangt, wohin ich gestrebt habe, nämlich die Möglichkeit einer medizinischen Theorie darzulegen, die alle Krankheiten von einer gemeinschaftlichen Quelle, der Anomalie der Innervation, ableitet. Eine Brücke wollt' ich schlagen zwischen den Doctrinen der reinen Dynamisten und reinen Materialisten, indem ich einerseits Ersteren zeigte, dass, wiewohl man nur eine einzige, untheilbare Lebenskraft annehme, man dieselbe doch in den einzelnen Organen gleichsam getrennt betrachten, und hier ihre verschiedenen Merkmale und Aeusserungen studiren müsse; Letzteren andererseits bewies, dass die, der Materie inne wohnenden, Kräfte nicht mit Stillschweigen übergangen werden dürften, sondern vielmehr höchster Beachtung werth, ja, auf die höchste Stufe fürder zu erheben seien. Den Ursprung und die Quelle dieser Kraft zu erforschen, lag nicht in meinem Plane, und war nicht mein Zweck; als wirklich existirend musste ich sie annehmen, sie als das Princip aller Bewegung gelten lassen, und für sie die hochwichtigste Rolle im thierischen Haushalte fordern. Ueberall, wo mir eine Veränderung entgegen trat, musste ich eine Ursache voraussetzen. Da ich aber diese in der Veränderung selbst nicht entdecken konnte, so sah ich mich genöthigt, sie ausserhalb derselben zu suchen, und gelangte jedes Mal in letzter Instanz zu jener, alles organische Leben beherrschenden, Kraft, die, den Imponderabilien im Universum analog, eine vorherrschende Neigung zum Nervenmark, als dem alleinigen Schauplatze ihrer Thätigkeit, zeigt.'*

* Indem wir die, dem Schriftchen beigegebenen Uebersichts-Tabelle und Anhang, nachstehend zum Abdrucke bringen, bezwecken wir nicht nur eine vollständigere Darlegung von Lobstein's System, sondern zugleich einen Einblick in die Art womit derselbe über Krankheiten auch als Arzt nachzudenken pflegte.

Anhang.

Wir geben ihn mit geringen Abänderungen nach der genannten Uebersetzung von Dr. Neurohr.

I.

Die orientalische Cholera.

Nach kurzer Einleitung, worin Verfasser, da er diese Krankheit nie selbst zu beobachten Gelegenheit gehabt, sich auf den Bericht des Herrn Double[67] an die Académie beruft, und deren Endurtheil: ‚dass Cholera in einer tiefen Alteration der Nervenkraft und in einer besonderen Affection der Schleimhäute des Magens und der Gedärme ihren Grund habe‘, anführt, fährt er folgender Massen weiter:

‚So wäre denn die Cholera von der Académie Royale de Médecine[68] in die Klasse der Nevrosen gestellt; eine Ansicht, welche bereits früher aufgestellt wurde, und der sich seither die Mehrzahl der Aerzte angeschlossen hat.

‚Indess fragt es sich nun, welchem von den beiden Systemen man sie zuschreiben müsse? Es unterliegt keinem Zweifel, dass das Nervensystem des Unterleibs ergriffen sei.

‚Denn wirklich hat die Krankheit in dieser Höhle ihren Sitz aufgeschlagen, und von hier aus, wie von

[67] Rapport sur le Cholera-Morbus, lu à l'Académie royale de Médecine, en séance générale, les 26 et 30 juillet 1831. Paris 1831.

[68] (vor 46 Jahren.)

einem Mittelpunkte, verbreiten sich strahlenförmig die pathischen Bewegungen. Die fürchterlichen Schmerzen in der Herzgrube, welche bald darauf den Intestinaltubus befallen, und das charakteristische Symptom der Krankheit sind[69]; das wiederholte Erbrechen, die häufigen Stuhlgänge, der unlöschbare Durst, die Unterdrückung des Urins: alle diese Symptome, während welchen das Sensorium commune vollkommen unversehrt bleibt, sprechen unwiderlegbar zu Gunsten des Gangliensystems. Allerdings verbinden sich hiermit andere Symptome, welche ein krankhaftes Ergriffensein der, dem Hirn- und Rückenmarksnervensystem unterworfenen, Organe beweisen, als z. B. die unregelmässig spastischen Contractionen und die fürchterlichen Krämpfe der obern und untern Extremitäten, die bald darauf sehr intensiv werden, und sämmtliche Brustmuskeln befallen; die Taubheit, die Betäubung, die eingesunkene Physionomie, die entstellten Züge etc. Indess lässt es sich leicht nachweisen, dass diese Symptome selbst von einer Reaktion von Seiten des Gangliensystems bedingt sind. Dieser Erweis ist auf die bereits oben (§ 23) gemachte Bemerkung gegründet, dass nämlich in gewissen Fällen die Ganglien Conductoren aller, in den Abdominaleingeweiden empfangener, Eindrücke werden; dass alsdann diese nämlichen Eindrücke den Rückenmarksnerven mitgetheilt werden, mittelst der auf jeder Seite der Wirbelsäule liegenden Verbindungsfäden. Von diesem

69 Angef. Bericht, S. 11.

Augenblicke an entsteht durch diese Nerven ein neuer Irritationsherd, nämlich das Abdominal-Nervencentrum, welches für einen Augenblick das Hirn- und Rückenmarkscentrum, dessen Wirkung auf die Muskeln vollends suspendirt ist, ersetzt. Man hat allemal beobachtet, dass die Krämpfe in den untern Extremitäten ungleich stärker sind, als in den obern. Dieses Phänomen erklärt sich überdies noch durch eine anatomische Beobachtung, die ich bei Zergliederungen machte: dass nämlich die Lumbar- und Sacralnerven an ihren hintern Wurzeln keine Ganglien, sondern Geflechte haben, woraus sich ergibt, dass der pathologische Reiz, welcher ihnen durch die Verbindungsfäden des grossen sympathischen Nerven mitgetheilt wird, in alle ihre Ramificationen frei übergeht.

„Ferner gibt es noch andere Symptome der Krankheit, die sich vollkommen durch die Action des Gangliensystems erklären. Dahin gehören, die Todesangst und ein unausprechliches Gefühl von Beklemmung und Einschnürung im Epigastrium: Escheinungen, welche ohne Zweifel im Sonnengeflechte ihren Sitz haben; weiterhin die Stühle von ganz besonderer Beschaffenheit, die von einer krankhaft veränderten Secretion in der ganzen Ausdehnung der Schleimhaut des Magens und der Därme herrühren, eine Secretion, welche gänzlich der Herrschaft der Ganglіennerven unterworfen ist; sodann die Unterdrückung der Harnabsonderung, welche nur die Folge eines Krampfs, oder einer Adynamie der Nierengeflechte sein kann; endlich noch der kleine unregelmässige, wahrhaft nervöse Puls, welcher offenbar von der krankhaften Nervenbethätigung des Gefässsystems des Herzens bedingt wird. Da nach meiner Ansicht diese Nervenaktion sich bis zum Blute erstreckt, so befremdet es mich nicht, dass letzteres in seiner Zusammensetzung eine Veränderung erleidet; dass es dick, schwarz, syrupartig wird und schwer aus der Vene fliesst[70]. Indess vermuthe ich, dass es einen unmittelbaren Angriff von Seiten des, in den Organismus durch die Respiration eingeführten, Miasma's erleidet.

,Es gibt eine Periode der Krankheit, wo bisweilen die Phänomene den Stempel der pathischen Reizung tragen, nämlich dann, wenn beim Anfang die Lebensthätigkeit der Nerven hyperdynamisch ist. Da es aber in der Natur der Dinge liegt, dass die Hyperdynamie sich in Adynamie umwandelt, so treten andere Erscheinungen zu Tage. Diese letztern, Vorläufer des Todes, sind der Ausdruck der Erstarrung, die den gesammten Haushalt trifft; es sind: die Taubheit, die Betäubung, die Erkältung des ganzen Körpers, der Zustand der Haut, welche faltig und runzlich ist; die erdfahle, bläuliche und livide Gesichtsfarbe; die niedergeschlagene Physiognomie, die entstellten Züge, die Lipothymie, die Syncope, der kalte Athem, der überaus kleine, und unter dem Finger verschwindende Puls.

,In dieser Periode der Krankheit sind die Lebenskräfte dermassen niedergedrückt, dass sie keiner Reac-

[70] Rapport à l'Académie, p. 13.

tion mehr fähig sind, und das von dem Miasma ergriffene Gangliensystem, welches allein den Kampf zu bestehen hatte, unterlag und zog die Auslöschung der Lebensherde nach sich.

‚Indess gibt es Fälle, wo eine grössere Summe von Lebenskräften diesem nämlichen System einen längern und wirksamern Kampf erlaubt. Alsdann zeigt sich eine Reaktion, die sich bis auf das Gehirn erstreckt. Dies constituirt jene zweite Periode der Cholera, die unter dem Namen hitziger Periode (periode aestueuse) bekannt ist, und in welcher die bald schwache, bald heftige, bald regelmässige, bald unregelmässige Reaktion gegen den Kopf eintritt, und sich durch ataktische, mehr oder minder bedeutende, Symptome charakterisirt. Hier ereignet sich das, was man in gewissen Nervenfieber-Epidemien beobachtet, dass nämlich ein Abdominaltyphus sich in Cerebraltyphus verwandelt[71].

‚Die orientalische Cholera ist also nach meiner Ansicht, ein hyperdynamischer Zustand des Gangliensystems, welcher schleunig in einen adynamischen Zustand übergeht, und den eine sehr ausgesprochene Hämopathie begleitet, was alles die Wirkung eines speciellen Miasma's ist.

‚Der Einfluss dieses Miasma's ist es, der der asiatischen Cholera ihren eigenthümlichen Charakter gibt; ohne ihn wäre die Krankheit wahrscheinlich nur eine

71 Auf diese Unterscheidung werde ich im nachstehenden Artikel zurückkommen.

Abdominalnevralgie, eine sporadische Cholera oder sogar nur ein Wechselfieber, mit welchem einige Schriftsteller eine gewisse Analogie aufgefunden haben wollen.

II.

Der Typhus [72].

„Ich halte mich nicht dabei auf, die über die Natur und nächste Ursache des Typhus ausgesprochenen verschiedenen Meinungen anzuführen. Ob man ihn mit den Alten als eine allgemeine Affektion oder als eine Alteration der Lebensgeister betrachte, oder ihm, mit den Aerzten unserer Tage, einen besondern Platz im organischen Haushalte anweise, also, dass man seinen Sitz bald in die Schleimhaut des Magens und der Därme, bald in die Brunner'schen und Peyer'schen Schleimdrüsen verlegt; so viel ist gewiss, dass es bis jetzt noch immer nicht gelang, sich eine Theorie von demselben zu bilden, welche sämmtliche Krankheitserscheinungen erklärte.

„Wir wollen untersuchen, ob man glücklicher ist, wenn man, wie mehrere Schriftsteller meinen, den Sitz des Typhus in die Centraltheile des Nervensystems versetzt.

„Zu diesem Behufe ist es nöthig, sich die Symptome der Krankheit in's Gedächtniss zurückzurufen, und zu untersuchen, auf welches organische System

[72] Ich nehme das Wort Typhus als synonym mit Nervenfieber, febris maligna, febris atactica, febris gravis (Gastro-enterite, Dothinenterite etc. der neuern französischen Schule).

und auf welche Gattung von Verletzung dieses Systems man sie beziehen kann.

‚Das Nervenfieber charakterisirt sich durch eine tiefe Prostration der Kräfte, durch einen besonderen Zustand des Cerebralsystems, sei es Betäubung (Stupor) oder Aufregung; durch ein Missbehagen im Abdominal-Nervencentrum und durch Störung in den Verdauungsfunctionen.

‚Von diesen vier Hauptsymptomen sind die zwei erstern die constantesten, die unveränderlichsten und gleichsam die einzigen pathognostischen, weil ohne sie ein akutes Fieber keineswegs als nervös angesprochen werden kann, und weil die zwei letztern gleichfalls anderen Gattungen von Fiebern, und sogar fieberlosen Krankheiten, angehören.

‚Was die Ursachen des Nervenfiebers anlangt, so sind sie, wie die aller Krankheiten, entweder prädisponirende oder Gelegenheitsursachen. Die ersteren umfassen Alles, was im Stande ist, das Nervensystem zu schwächen, und dasselbe für Eindrücke empfänglich zu machen; die Gelegenheits-Ursachen können unterschieden werden in exsomatische und in ensomatische, je nachdem sie von Aussen her kommen (circumfusa, applicata, ingesta), oder vom Innern des Organismus ausgehen (acta, excreta et retenta, animi pathemata).

‚Ist es nöthig zu bemerken, dass alle diese Ursachen direct das Nervensystem, sowohl des Gehirns, als des Unterleibs, treffen? Denn welches andere System ist fähig, von diesen Ursachen Eindrücke zu empfangen, und gegen dieselben zu reagiren?

„Ich nehme also in diesen beiden Nervensystemen eine Intemperies an, d. h. eine vitale Veränderung, eine unregelmässige Bewegung, eine bald langsam herbeigeführte, bald rasch hervorgebrachte Umstimmung (changement de ton), die sich aber darin imprimirt, und längere oder kürzere Zeit festsetzt.

„Dies angenommen, gehe ich weiter und frage, auf welchen Apparat das Nervensystem den directesten und unmittelbarsten Einfluss ausübe. Man kann antworten, dass es das Blutsystem (das Angio-Kardiakalsystem) sei. Dieses, erst vom Nervensystem aufgeregt, verbindet sich mit letzterem, um in Uebereinstimmung mit ihm zu reagiren gegen die Ursachen, welche auf eine schädliche Weise auf dasselbe gewirkt. Allerdings können diese Ursachen bereits zu existiren aufhören; aber die Veränderung, die sie in den Nerven gesetzt, dauert fort. Der Zweck dieser Reaktion, d. h. der vereinigten Kräfte des Nervensystems und des Angio-Kardiakal-Apparats ist, das erstere wieder in sein normales Gleichgewicht, und in die Ausübung der Functionen Ordnung und Regelmässigkeit zu bringen. Nun aber ist es gerade diese dem Herzen und den Gefässen mitgetheilte Aufregung, die zur Wiederherstellung der Harmonie sämmtlicher Kräfte und Functionen im Organismus offenbar mitwirkt. Durch die Intervention des Herzens und des in den Gefässen enthaltenen Blutes entstehen, inmitten der Verwirrung, die im thierischen

Haushalt ihr Unwesen treibt, reichlichere Säftezuströmungen, von welchen diejenigen am wohlthätigsten sind, die sich nach Secretionsorganen, oder nach ausscheidenden Oberflächen begeben. Auf diese Weise führen das Nasenbluten, der Auswurf, das Erbrechen, die Diarrhöe, der Harn, der Schweiss, etc., die Ruhe und Harmonie wieder in den Organismus zurück. Nimmt im Gegentheile die fluxionäre Bewegung ihre Richtung nach einem Organ, welches nicht im Stande ist, die zu ihm sich begebenden Säfte nach Aussen zu leiten, z. B. nach dem Kopfe oder den Oberflächen seiner Cavitäten, so muss dies nothwendig schlimme Resultate in seinem Gefolge haben.

‚So ist also der Organismus während der ganzen Dauer des Fiebers, und in allen Perioden desselben, von der unordentlichen Bewegung des Herz- und Gefässapparats, die den ersten feindlichen Stoss vom Nervensystem empfangen, erschüttert.

‚Kommen wir jedoch auf die Symptome der Krankheit, besonders auf diejenigen, zurück, die wir oben pathognomonische nannten, und sehen wir, wie sie erst bei jener Gattung von Nervenfieber hervorgebracht werden, die man Febris cephalica oder Cerebraltyphus heissen, hierauf bei jener Form, die man mit dem Namen des Abdominaltyphus bezeichnen kann.

‚Da die ausserordentliche Abgeschlagenheit, die Prostration der Muskelkräfte, eine unmittelbare Wirkung der Ursachen sind, welche direct auf das Cerebral- und

Spinalnervensystem gewirkt haben, so bedarf sie keiner weiteren Erklärung.

„Was die functionelle Störung des Gehirnes betrifft, so kann man sie nicht von der Reaktion des Nerven- und Blutsystems herleiten, weil sie sich schon vom Anfange der Krankheit zu erkennen gibt, folglich zu einer Zeit, da diese Reaktion noch nicht lebhaft hervorgerufen war, und der Sturm noch nicht begonnen hat. Man muss vielmehr auf einen ersten Angriff, der gegen das Hirnleben geschah, zurückgehen; aber dieser Angriff verlängert sich, herrscht während der ganzen Krankheit, und gibt ihr ihren eigenthümlichen Charakter und ihre Physiognomie. Wenn also das Cerebralsystem uns im Typhus eine besondere Störung zeigt, wenn dasselbe auf eine ganz specifische Weise ergriffen ist, so rührt dies daher, weil die erste Ursache auf dasselbe wirkt, und die Perturbation in ihm begonnen hat. Aber zu bestimmen, worin diese Perturbation besteht, die innerliche Veränderung, die im Hirnmark vorgegangen, und die hier stattgefundene Natur der unordentlichen Bewegung zu beschreiben, ist unmöglich. Sind wir in physiologischer Hinsicht glücklicher? Vermögen wir den Mechanismus, nach welchem die Eindrücke auf das gemeinschaftliche Centrum der Empfindungen fortgepflanzt werden, und die Reaktion des letztern zu erklären? Nun verhalten sich aber die pathologischen Eindrücke, wie z. B. die Leidenschaften, die Wirkung der Miasmen etc., ebenso; nur stören sie die Cerebalfunctionen auf eine merklichere, stärkere und nachhaltigere Weise: sie erzeugen bald Stupor, bald Delirium, je nach der Prädisposition, dem Ton und der Empfänglichkeit des Gehirnorgans und nach der Reaktion des Nerven- und Blutsystems.

„Ich gebe gerne zu, dass das Gehirn fähig sei, durch die Unterleibsorgane gereizt zu werden; aber dies beweist nicht, dass es in diesen Fällen unter ihrer Abhängigkeit stehe, und dass ein Nervenfieber nichts anders sei, als eine Gastro-Enteritis. Denn wenn bei Erzeugung der Krankheit der Magen betheiligt ist, so kommt dies keineswegs daher, weil derselbe das Verdauungsorgan, oder ein Theil des Nahrungskanals ist, und eine sehr gefässreiche und entzündungsfähige Schleimhaut besitzt; sondern weil er das Excipiens der Eindrücke ist, welche seine Nervenfäden empfangen, und dem Gehirn überliefern. Hier wurde das peripherische Ende der Nerven zuerst gereizt. Das Nämliche gilt bei der Lunge. Die, in die Verästlungen der Bronchien eingeführten, Miasmen machen ihren deletären Eindruck auf die Pulmonarnerven, und dieser Eindruck wird zum Gehirn fortgeleitet. Hieraus folgt dass das Cerebralcentrum auf drei Wegen angegriffen werden kann: erstlich unmittelbar, was allemal sich ereignet, sobald das Nervenfieber von moralischen Ursachen bedingt ist; zweitens durch den Magen, was in den Fällen geschieht, wo die Krankheit durch schlecht beschaffene, ungesunde, septische und gleichsam giftige Nahrungsmittel hervorgebracht wird; drittens durch die Lunge, wenn sie schädlichen Einflüssen ausgesetzt ist. In den beiden letzteren Fällen wird der deletäre Eindruck in den Fäden des Nervi pneumogastrici fortgeleitet. Man möchte fast sagen, dieser Nerv öffne den krankheitserregenden Agentien die Pforten des Organismus, der sie bis zum Gehirn dringen lasse, nämlich zu den vordern Lappen des grossen Gehirns, um die Functionen des Verstandes zu stören und Stupor oder Delirium hervorzubringen; zu den Lappen des kleinen Gehirnes, um auf die Muskelkräfte zu wirken, und entweder ihre Prostration oder convulsivischen Bewegungen zu verursachen; oder endlich auf das verlängerte Mark, um die Respiration zu beeinträchtigen.

,Ich sprach von Säfteströmungen nach verschiedenen Theilen des Organismus, welche, wenn sie nicht allzu reichliche Ausleerungen veranlassen, eine glückliche Lösung der Krankheit herbeiführen. Diese Strömungen mögen stattfinden oder nicht, immer findet man, bei Besichtigung der Leichname, dass mehrere Theile einen Injectionszustand zeigen, der den Schein eines Profluviums, oder sogar einer Entzündung hat, die aber nur scheinbar ist. Diese Erscheinung erklärt sich auf folgende Weise:

,Während des Verlaufs des Fiebers wird durch die frequenten und starken Herz-Contractionen das Blut mit Gewalt in das Kapillarnetz getrieben, wodurch letzteres ausgedehnt und angefüllt wird. Man erkennt sogleich, dass diejenigen Kapillargefässe sich am leichtesten mit Flüssigkeiten anschwellen lassen, welche in einem schlaffen Gewebe kriechen, das wenig im

Stande, sich ihrer Anfüllung zu widersetzen, daher wenig geeignet ist, die Bewegung des Blutes und seine Rückkehr gegen das Herz zu beschleunigen. Niemand leugnet, dass diese Merkmale sich im Parenchym der Milz, der Lunge, in den Schleimhäuten, im Zellgewebe unter der Schleimhaut, und in demjenigen der Pia mater vereinigt vorfinden. Nun aber sind dies gerade die Theile, welche man bei der Section injicirt trifft.

‚Steht dies einmal fest, muss man dann nicht nothwendig den Schluss ziehen, dass die Injection der schlaffen und weichen Gewebe, statt die Ursache des Nervenfiebers zu sein, nur eine Wirkung desselben ist? Dies ist wenigstens m e i n e innigste Ueberzeugung. Uebrigens bin ich auch überzeugt, dass die wahre Entzündung Kennzeichen hat, wodurch sie sich von der einfachen Säftestockung unterscheidet. Allerdings mag, wie ich zugebe, diese Stockung die Krankheit compliciren, weil eine Anhäufung des Blutes in den genannten Organen nicht stattfinden kann, ohne die Störung ihrer Functionen zu vermehren.

‚Ich finde also die Quelle des Cerebraltyphus in dem Angriff auf das Cerebralcentrum, und lasse in der Reaktion des letztern das Fieber seinen Grund haben. Aber hier stellt sich mir eine wesentliche Beobachtung dar: dass nämlich dieses Centrum auf zweierlei Art angegriffen werden kann, nämlich erstlich auf directe oder primitive, zweitens auf indirecte oder consecutive Weise. So z. B. greifen starke Geistesanstrengungen, verlängerte Nachtwachen, Verdruss, niederschlagende Leidenschaften etc. das Cerebralorgan auf eine directe Weise an. Das Nämliche gilt von den, auf dem Wege der Respiration fortgepflanzten, Miasmen. Diese Ursachen rufen, nachdem sie aller Wahrscheinlichkeit nach auf eine sedative Weise gewirkt, eine sehr starke Reaktion hervor; wie denn auch die Nervenfieber, die sie veranlassen, für die gefährlichsten gelten.

‚Der indirecte oder consecutive Angriff auf's Cerebralcentrum findet statt, wenn eine Synocha oder ein entzündliches Fieber, eine örtliche Entzündung, wie z. B. Pneumonie, Pericarditis, Gastritis, eine Haut-Phlegmasie, wie Erysipel, Blattern, Rötheln, Scharlach, ihren Einfluss auf das Gehirn verbreiten, und dasselbe in die allgemeine Verwirrung mitreissen. Gewiss wird Niemand behaupten wollen, dass diese Krankheiten das Wesen des Nervenfiebers ausmachen, indem sie von letzterm nur die Gelegenheitsursachen sind.

‚Was ich vom Cerebralcentrum sagte, gilt auch vom Abdominalcentrum. Letzteres kann gleichfalls direct oder indirect angegriffen werden. Wenn z. B. Diätfehler, mangelhafte Ernährung, in den Magen eingeführte deletäre Substanzen u. s. w. auf die Nerven dieses Eingeweides einen verderblichen Eindruck machen, so theilt sich dieser Eindruck unmittelbar dem Sonnengeflechte mit. Sofort entsteht ein unbeschreibliches Missbehagen, Schmerz im Epigastrio und functionelle Störung in den Unterleibseingeweiden. Das Kapillargefässsystem, welches offenbar unter dem

Einfluss dieses Nervencentrums steht, wird auf eine merkliche Weise beeinträchtigt: es entstehen Congestionen, Säftezuströmungen und sogar Entzündungen in verschiedenen Organen, namentlich in denjenigen, deren schlaffes und weiches Gewebe sich williger diesen Störungen preis gibt. Die Milz schoppt sich an; die Schleimhäute des Magens und der Därme werden aufgelockert, infiltriren und injiciren sich; die Gekrösdrüsen schwellen an, und die, bis zu den Folliculis mucosis reichende, Injection bringt in letzteren Anschwellung und Hypertrophie hervor. Nicht nur ist die Circulation der Kapillargefässe beeinträchtigt, sondern die unordentliche Nerventhätigkeit erstreckt ihren Einfluss auch auf die Absonderungen und auf die secernirten Säfte. Der Magen-, Darm-, und pankreatische Saft, sowie die Galle, verändern sich; sie werden in wahrhaft deletäre Substanzen, welche mannigfaltige Störungen in's Dasein rufen, umgewandelt. Bald verursachen sie durch Reizung des Magens und der Därme entweder Erbrechen oder Diarrhöe; bald nützen sie die Magen- oder Darm-Schleimhaut ab, erweichen und zersetzen sie; bald veranlassen sie in den einfachsten Geweben, welche am leichtesten entarten und das schwächste Reaktionsvermögen besitzen, wie z. B. in den Schleimdrüsen, eine wahre Entzündung; und dies ist, nach meiner Ansicht, der Ursprung der Dothinenterie.

„Indess beschränkt sich die, vom Abdominalnervencentrum ausgehende, Störung nicht auf die, in der Unterleibshöhle enthaltenen, Eingeweide. Indem dieses

Centrum auf das Gehirn, mit welchem es in beständigem Antagonismus lebt, zurückwirkt, veranlasst es dort unregelmässige Bewegungen, eine Perturbation, die sich entweder durch Stupor, oder durch Delirien äussert.

„Von diesem Augenblick an wird die Krankheit so zu sagen abdomino-cephalisch, und nimmt den Charakter eines Nervenfiebers an.

„Anderseits kann das Abdominal-Nervencentrum sekundär angegriffen werden; dies ereignet sich, wenn das Gehirn, welches direct afficirt wurde, auf dasselbe feindlich reagirt. In diesem Falle beobachtet man, dass zum Stupor oder Delirium gastrische Symptome hinzutreten, welche alsdann aus der regelwidrigen Aktion der Ganglien und Nervengeflechte des Unterleibs entstehen, die wieder ihrerseits vom Cerebralsystem aufgeregt wurden.

„Aus eben Gesagtem ergibt sich:

„1) dass der Typhus wesentlich eine akute Krankheit der Centralnervengebilde ist;

„2) dass man zwei Gattungen von Typhus annehmen kann, nämlich a) einen Cerebraltyphus, Kopfgefässfieber (angiose céphalique), und b) einen Abdominaltyphus, Bauchgefässfieber (angiose abdominale);

„3) dass jede dieser Typhusformen primitiv oder consecutiv ist, je nachdem die Centralnervengebilde direct oder indirect angegriffen sind;

„4) dass der Mechanismus des Typhus darin besteht, dass die Nervencentren, nachdem sie den Eindruck von den krankheitserregenden Agentien empfangen, mit Kraft auf das Angio-Kardiakalsystem wirken, die Thätigkeit desselben erhöhen, und zu fluxionären Bewegungen hinreissen;

„5) dass die Profluvien um so wohlthätiger sind, als sie, ohne zu reichlich zu sein, gegen die Ausscheidungsgebilde des Organismus statt finden, wo sie Krisen bilden; dass sie im Gegentheile um so schädlicher sind, wenn sie nach solchen Theilen tendiren, die keine Ausleerung zulassen;

„6) dass endlich der Tod durch Erlöschung, oder Unterdrückung der Nervenkräfte, mit andern Worten, durch Lähmung ihrer Herde sich ereignet.

„Dies wäre meine Idee vom Typhus, in seinem einfachen Zustande betrachtet. Gesellt sich hiezu eine Veränderung im Blute (Hämopathie), so entsteht hieraus eine andere Krankheit (Faulfieber), die ich in eine andere Kategorie stelle.

III.

Die Febr. Intermittens.

„Das Wechselfieber gehört zu den Krankheiten, die am meisten den Scharfsinn der Aerzte in Anspruch genommen haben. Die Untersuchungen über seinen Sitz, und über das so merkwürdige Phänomen der Periodizität haben Hypothesen erzeugt, welche diese beiden Momente fast unaufgelöst liessen.

,Indess sind wir über den Sitz der Krankheit etwas weiter gerückt. Man ist nämlich zur Zeit darin einverstanden, dass derselbe in den Unterleibseingeweiden, und namentlich im Nervensystem dieser Höhle, gesucht werden müsse. Einer der neuesten Schriftsteller[73] lehrt: 1) dass dieser Sitz in den Verdauungsorganen und im Sonnengeflecht, welches jene mit Nerven versorgt, zu finden sei; 2) dass das Princip, welches die letzteren reizt, nachdem es sich in ihnen angehäuft, dem Blutsystem überliefert werde; 3) dass es dort eine febrilische Bewegung errege, welche so lange dauert, als dieses Princip nicht aufgezehrt sei. An diese Ansicht schliesst sich die Theorie der HHrn. Roche und Sanson[74], nach welcher ein, in's Blut eingeführter, miasmatischer Stoff die Nervencentren und die edelsten Organe, namentlich die Verdauungswege, anfeinde. Ein anderer, deutscher Schriftsteller[75] lässt das Wechselfieber in einer besondern Affection der Abdominalganglien bestehen. Ein Dritter[76] betrachtet dasselbe als eine reine Nevrose, welche ihren Sitz entweder im

[73] Conradi, Specielle Pathologie und Therapie, t. I, § 135.

[74] Nouveaux éléments de pathologie médicale et chirurgicale. Paris 1833; t. 5, p. 714.

[75] Sachs, Ueber das Wesen der Wechselfieber. Hufeland's Journal der praktischen Arzneik. St. 5 und 7. 1831.

[76] Schönlein, Allgemeine und specielle Pathologie und Therapie, Bd. 4, S. 4.

Gangliensystem, oder in den Ausbreitungen der peripherischen Endigungen der Cerebral- und Spinalnerven habe. Endlich hat Hr. Gabriel Tourdes[77] in seiner verdienstlichen Analyse der, über diese Krankheit aufgestellten, Theorien mit Vortheil die Gründe hervorgehoben, die für die Ansicht streiten, dass das Abdominalsystem der Sitz des Wechselfiebers sei.

,Von der andern Seite haben die anatomischen Untersuchungen dargethan, dass das am häufigsten erkrankte Organ die Milz sei, was Portal, Hamilton, Audouard, Bailly nachgewiesen haben, was in der Epidemie zu Groeningen im Jahre 1826, wo man an 103 Leichnamen hundertmal die Milz erweicht, zerfliessend, ihr Parenchym in eine eiterartige Flüssigkeit verwandelt, ihre Tunica propria verdickt, und mit Pseudomembranen bedeckt fand, ausser Zweifel gesetzt, und endlich auch von Louis[78] und Piorry[79] bestätigt ward. Louis traf nämlich in 109 Fällen fast immer dieses Eingeweide erkrankt; Piorry fand an 27 Fällen von Intermittens die Milz 22 mal hypertrophisch, und einmal krank ohne Hypertrophie.

,Nach der Milz ist am häufigsten die Leber ergriffen. Meistens angeschwollen, andere Male dagegen in ihrem Volumen vermindert, oder in ihrer Textur verändert,

77 Essai sur la fièvre pernicieuse. Strasbourg 1832.

78 Conférences à l'hôpital de la Pitié. Lancette française, t. 3, Nr. 41.

79 Mémoire sur l'état de la rate dans les fièvres intermittentes. Paris 1833.

bringt sie ihrerseits andere Krankheiten und Bauchwassersucht und Anasarca, hervor. Es gibt wohl wenig Aerzte, welche im Laufe ihrer Praxis dies Organ, bei vernachlässigten oder verkehrt behandelten Wechselfiebern, nicht angeschoppt fanden.

‚Ich weiss, dass andere organische Veränderungen bei Sektionen angetroffen wurden; dahin gehören z. B. die Injection der Magen- und Darmschleimhaut, die Anschoppung der Lunge, die Ausdehnung der Herzhöhle und der grossen Venenstämme, die seröse oder serös-blutige Infiltration der Gehirnhäute, die Ergiessung in den Ventrikeln des Gehirns, die Erweiterung der Venen dieses Organs, etc. Aber diese Veränderungen zeigen sich nur unter gewissen Umständen und sind bei Weitem nicht so constant. als die Veränderungen der Milz und Leber.

‚Was diese Veränderungen selber anlangt, so fragt sich, welchem Einflusse man sie zuschreiben könne? welches ihre nächste Ursache sei?

‚Trügen mich meine Vermuthungen nicht, so besteht diese Ursache in der Verletzung der Nerven, womit diese Eingeweide versehen sind, weil diese Nerven zugleich der Circulation, der Exhalation, der Absorption, der Secretion und Nutrition vorstehen. Sonach lässt sich mit grosser Wahrscheinlichkeit behaupten, dass der Sitz des Wechselfiebers in den Milz- und Lebergeflechten ist, ob man gleich keine Spur von materieller Verletzung in ihren Fäden entdeckt; was den Beweis liefert, dass sie nur in ihren vitalen Eigenschaften und Functionen, keineswegs aber in ihrer Struktur, krankhaft ergriffen sind.

,Auf diese Geflechte also scheinen mir die veranlassenden Ursachen des Fiebers (das Sumpf-Miasma, die Saburræ, die Unmässigkeit und Diätfehler, der Missbrauch der Abführmittel, die Leidenschaften, etc.) vorzugsweise zu wirken. Einmal aufgeregt, verbreiten sie ihren Einfluss auf die Organe, zu welchen sie gehören, und stören mehr oder weniger deren Functionen. Dieser Einfluss ist permanent, so wie auch die, durch ihn entstehende, Störung; aber letztere wird nicht immer wahrgenommen, entweder weil sie zu schwach ist, und sich darum auf ein einfaches Missbehagen, auf einige Störung im Verdauungsprozess beschränkt, oder weil sie die Gegend, worin sie entstanden, nicht überschreitet; nur von Zeit zu Zeit macht sie in das Bereich des Cerebral- und Spinalnervensystems regelmässige und periodische, durch vollkommene Intermissionen getrennte, Irruptionen.

,Hieraus ergibt sich, dass die Frage von der Intermittens sich darauf reducirt, zu wissen: welches die Ursache ist, die die Intemperies der Leber- und Milzgeflechte (so nenne ich ihre dynamische Affection) in die Central- und Spinal-Nervensphäre überträgt, und warum diese Uebertragung zu bestimmten Epochen statt findet.

,Ich will versuchen, diese Fragen zu beantworten.

,Wenn man die scharfsinnige Ansicht Johnston's

und Reil's über die Funktionen und Verrichtungen der Ganglien[80] annimmt, so sind die, zwischen den Cerebral- und Spinal- und dem grossen sympathischen Nerven befindlichen, Knoten bald Isolatoren, bald Conductoren der, von dem einen oder andern jener beiden Systeme, deren Grenzscheide sie bilden, empfangenen Eindrücke: es sind eben so viele, zwischen den Bewegungen des Willens und denjenigen der Empfindungen eingeschobene, Scheidewände[81]. Ohne sie (wie ich bereits oben § 23 bemerkte) stände es in unserer Macht, dem Herzen und den Verdauungsorganen zu gebieten; ohne sie würde das Sensorium commune jeden Augenblick die geringsten Veränderungen in den Unterleibseingeweiden percipiren. Indess ist diese Scheidewand nicht unübersteiglich; sie weicht einer Kraft, welche grösser ist, als ihr Widerstandsvermögen, und so ereignet es sich dann, dass es einem starken Impulse, der vom Gehirn oder Rückenmark ausgegangen, gelingt, jene Scheidewand einzureissen, wie dies Epilepsie, Tetanus etc., Krankheiten, welche zuletzt die Unterleibsorgane befallen, zur Evidenz darthuen. Umgekehrt bemerkt man, dass eine primitive Verletzung der Letztern jene Grenzscheide gleichfalls umstösst, und in die animalische Nervensphäre überströmt, wie man dies bei der Hypochondrie beobachtet. Jedoch dürfen wir nicht ausser Acht lassen, dass die Kraft, die auf retro-

[80] Lobstein, De nervi sympathet. human. fabrica, usu et morb.; §§ 95-99.

[18] (oder Ligaturen, Barrieren. Beilage Nr. VII.)

gradem Wege, d. h. von dem Gangliensystem aus, gegen das Cerebral- und Spinalsystem wirkt, weniger energisch ist, als jene, welche eine umgekehrte Richtung annimmt, und dass sie, da sie langsamer zu Werke geht, ungleich mehr Zeit braucht, um die Ganglien in Conductoren der, in den Unterleibseingeweiden aufgenommenen, Eindrücke zu verwandeln. In der That beweisen Brachet's[82] Versuche, dass die Ganglien, wenn sie einmal gereizt wurden, keinen Eindruck dem Sensorium überliefern, dass aber wiederholte Reizungen Sensationen veranlassen. Es bedarf folglich eines gewissen Zeitraums, um die Ganglien vorzubereiten, auf dass sie die Stimulantien beantworten und die Irritation überliefern. Nun lässt sich aber gerade während dieses Zeitraums ihr allmählig geschwächtes Widerstandsvermögen endlich überwältigen, und alsdann beginnt der Fieberanfall.

‚Daraus folgt, dass man die Ganglien, die die animalische Nervensphäre von der vegetativen trennen, in ihrer Gesammtheit als eine Pforte ansehen kann, die sich abwechselnd öffnet und wieder schliesst: und zwar beim eintägigen Fieber alle vierundzwanzig, beim dreitägigen Fieber nach achtundvierzig, und für das viertägige Fieber nach zweiundsiebenzig Stunden.

‚Diese Pforte (wenn es mir erlaubt ist, mich dieses Gleichnisses fortwährend zu bedienen) scheint sich im Augenblick zu öffnen, wo die Affection der Leber- und

82 Recherches expérimentales, sur les fonctions du système ganglionnaire; exp. 133, p. 309.

Milzgeflechte, nachdem sie die Brust-Ganglien des grossen sympathischen Nerven feindlich angefallen, sich einen freien Durchgang erzwingt. Dieser Moment charakterisirt sich durch Gliederstrecken und eine im Rückgrat, gerade an den Stellen, wo die beiden Reihen der Ganglien sich befinden, empfundene Horripilation. Die Kälte und das allgemeine Zittern, welches diesen Symptomen folgt, zeigen an, dass die Affection den Spinalnerven mitgetheilt ist, und zwar durch die Verbindungsfäden, die sie von diesen nämlichen Ganglien empfangen.

‚Ist die Krankheit einmal in das Rückenmarksystem eingeführt, so beginnt der Kampf in letzterm System; eine Reaktion tritt ein, und in gewöhnlichen Fällen endigt sie durch kritische Ausleerungen, Schweisse oder hypostatischen Urin.

‚Nach dieser Anschauungsweise ist der Herd des Fiebers, der Ausgangspunkt des Anfalls, in den Leber- und Milzgeflechten; aber der Kampfplatz ist anderswo. Dies ist der Grund, warum man oft, die Anschoppung und andere Veränderungen der Milz und Leber abgerechnet, nichts Unregelmässiges im Unterleibe, wohl aber im Kopfe und in der Brust findet.

‚Verwandelt sich, was häufig der Fall ist, das intermittirende Fieber in ein anhaltendes, so werden die Ganglien dermassen überwältigt, dass die Pforte beständig offen bleibt. Hört im Gegentheile das Fieber rasch auf, und hat es sich in eine Anschoppung der

Leber und Milz umgewandelt, so ist diese Pforte geschlossen, und die Geflechte scheinen gleichsam mit Musse an der Hervorbringung jener Organisationsveränderungen zu arbeiten. Das sicherste Mittel, diese letzteren zu heilen, besteht sonach in der Wiedereröffnung der Pforte, mit andern Worten, in der Zurückrufung des intermittirenden Fiebers.

„Einer der Gründe, die mich vermuthen lassen, dass das Wechselfieber vorzugsweise seinen Sitz in den Leber- und Milzgeflechten habe, ist der, dass von allen Geflechten, die der grosse sympathische Nerv entsendet, die ebengenannten diejenigen sind, welche durch die Dazwischenkunft der Ganglien am meisten isolirt sind. Wohl weiss ich, dass sie einige Fäden vom Vagus-Paare empfangen; aber wie unbedeutend sind diese Fäden, wenn man sie mit dem Bündel vergleicht, das dieses nämliche Paar dem Plexus mesentericus superior zuschickt. Was das Magengeflecht betrifft, so entspringt es grossentheils aus den beiden Nervis pneumo-gastricis, und enthält kein Ganglion, welches die Verbindung zwischen dem Magen und dem Gehirn aufhebt. Daher kommt es ohne Zweifel auch, dass die Verletzungen dieses Geflechts und des Magens, der von ihm seine Fäden empfängt, permanente Symptome in der animalischen Nervensphäre, das heisst, eher anhaltende Fieber, als intermittirende, veranlassen; wie denn auch die gastrischen Fieber vorzugsweise die erstere Form annehmen. Im Allgemeinen lässt sich sagen, dass, je mehr das Gehirn sympathisch in Fiebern ergriffen ist, desto mehr diese ihren Sitz in Organen haben, deren Nerven ohne Knoten sind. Unter allen, in der Bauchhöhle enthaltenen, Apparaten ist der, von der Gehirnsphäre am meisten isolirte der Apparat des Harnsystems, weil kein dem Gehirne entspringender Faden in's Nierengeflecht sich inserirt. Auch ereignet es sich nicht selten, dass Verletzungen dieses Apparats intermittirende Fieber verursachen, die man Nieren-Wechselfieber heissen könnte[83]. Wenn man diese Fieber nicht so häufig beobachtet, als die Leber- und Milzfieber, sollte dies wohl nicht daher kommen, dass der Harnapparat den entfernten Ursachen, welche die Wechselfieber im Allgemeinen hervorbringen, wenig zugänglich ist?

„Die Ganglien, auf welche der, in den erkrankten Organen entstandene, Eindruck unmittelbar übertragen wird, können denselben, anstatt ihn in die animalische Nervensphäre durchpassiren zu lassen, an andere Ganglien zurückschicken, mit denen sie entweder in habitueller oder momentaner Sympathie stehen. So kann ich mir die sogenannten verlarvten Fieber erklären, nämlich jene Anfälle von Schmerzen oder andern krankhaften Erscheinungen in gewissen Theilen, welche ausser der Periodizität mit einem Wechselfieber nichts gemein haben. So wird z. B. eines der halbmondförmigen Ganglien, auf welches die Verletzung eines Milz- oder Lebergeflechts trifft, statt den empfangenen

[83] Petit, Mémoire sur la rétention d'urine par le rétrécissement du canal de l'urèthre. 1828.

Eindruck zu den Brustganglien des grossen sympathischen Nerven durchpassiren zu lassen, denselben bald dem ersten Cervicalganglion des grossen sympathischen Nerven überliefern, was entweder eine periodische Ophthalmie, oder eine Otalgie, oder eine Migräne veranlassen wird; oder es wird den Eindruck dem Ganglion des Nervi trigemini mittheilen, was einen Supraorbitalschmerz, oder eine intermittirende Odontalgie erzeugen kann.

„Die hier aufgestellte Theorie scheint mir noch durch eine Thatsache aus der vergleichenden Pathologie bekräftigt zu werden.

„Ich meine nämlich die Seltenheit, oder, richtiger gesagt, das Nichtvorkommen des Wechselfiebers bei den vierfüssigen Thieren[84]; da ihr Gangliensystem sehr unbedeutend entwickelt ist, so wird dasselbe durch den Nervus pneumo-gastricus ersetzt. Daraus ergibt sich, dass die anhaltenden Fieber bei diesen Thieren vorherrschen.

„Kommen wir noch einen Augenblick auf die Rolle zurück, die man in der Pathogenie des intermittirenden Fiebers, nach meiner Meinung, den Ganglien zuschreiben muss. Ich glaubte nämlich die Ganglien mit sperrenden Vorrichtungen (*Barrières*) vergleichen zu müssen, welche gewissermassen an die Grenzen der beiden

[84] Bailly (de Blois), Traité anatomique et pathologique sur les fièvres intermittentes, simples et pernicieuses. Paris 1815. Veith, Handbuch der Veterinärkunde. Wien, 2te Auflage, S. 199. Schönlein, Allgemeine und specielle Pathologie und Therapie; Bd. 4, S. 9.

Nervensysteme gestellt sind. Sollte dieser Vergleich vielleicht nicht dahin führen, dass man sie für passive Werkzeuge ansehe? Aber dies wäre keineswegs die Idee, die ich mir von ihnen gemacht habe. Im Gegentheile betrachte ich die Ganglien als Gebilde, die mit einer Art von Spontaneïtät begabt sind, und welche Widerstandsvermögen und Selbstthätigkeit besitzen. Nach meiner Anschauungsweise bilden sie eben so viele Herde von kleinen Gehirnen, worin der Nervenstoff ausgearbeitet wird, und denen er entströmt, sei es durch Impulsion, oder durch langsame Emanation. Wie das eigentliche Gehirn, sind desgleichen die Ganglien dem Gesetze der Periodizität, welches das gesammte Nervensystem beherrscht, unterworfen; sie haben wie jenes, Alternativen von Ruhe und Thätigkeit, von Schlaf und Wachen. Vielleicht fände man den Grund der verschiedenen Typen des periodischen Fiebers in der intermittirenden Thätigkeit dieser kleinen Gehirne, und in der grösseren oder geringeren Energie, welche sie dem mehr oder minder starken Eindruck der Krankheitsursache auf die Unterleibseingeweide entgegensetzen; vielleicht würde sogar die Theorie, die der Gegenstand meiner Untersuchung ist, auf eine ziemlich befriedigende Weise gewisse Anomalien erklären, welche man in der nämlichen Krankheit beobachtet, z. B. die Abwesenheit der Kälte bei Beginn des Anfalls, ihre äusserste Intensität in andern Fällen, etc. Indess beeile ich mich, diese, bereits zu sehr ausgedehnten Betrachtungen zu schliessen, indem ich noch ein Wort von der Wirkung der China spreche.

„Bekanntlich haben viele Arzneimittel eine ganz specifische Wirkung auf gewisse Systeme, gewisse Apparate und sogar gewisse Organe des thierischen Haushalts. So wirkt z. B. das Quecksilber auf die Speicheldrüsen, die Jodine auf die Schilddrüse, der Schwefel auf das Hautorgan, die Kanthariden auf das Harnsystem, der Kampher auf das nämliche System, aber in einer andern Richtung; der Copaivabalsam auf den Kanal der Urethra, die Digitalis purpurea auf das Herz, das Secale cornutum auf die Gebärmutter, das Eisen auf die Milz, das Opium und die Narcotica auf das Nervensystem, die Belladonna auf die Netzhaut des Auges, etc.

„Sollte nun die China, welche in periodischen Krankheiten sich so wirksam erweist, nicht gleichfalls einen Apparat haben, für welchen sie eine Art von Vorliebe hätte? Ich bin geneigt dies zu glauben, und wenn ich nicht irre, ist dieser Apparat das Gangliennervensystem. Ich bin versucht, die China als das Heilmittel der Ganglien zu betrachten, ihr die Kraft zuzuschreiben, die Aktion derselben zu regeln, und sie zu ihrem Normalzustande wieder zurückzuführen. Ist es nicht die China, die, indem sie die Ganglien befähigt, den Reizungen der Abdominalgeflechte zu widerstehen, die krankhafte Aufregung ihrer periodischen Thätigkeit vernichtet, und auf diese Weise das intermittirende Fieber heilt? Würde ja doch diese

Krankheit ohne Mitwirkung der Ganglien keineswegs existiren, oder zum wenigsten bloss auf eine einfache funktionelle Störung der Leber oder Milz sich beschränken.

„Je mehr eine Krankheit mit Vorliebe die Ganglien ergreift, desto mehr soll, nach meiner Ansicht, die China wirksam sein. Ist letztere bei anhaltenden gastrischen, ataktischen. adynamischen Fiebern von geringerem Nutzen, so kommt dies daher, weil der Sitz dieser Krankheiten in andern Centralnervengebilden ist. Das Nämliche gilt vom periodischen Asthma, von der Angina pectoris, kurz! von den Krämpfen in der animalischen Nervensphäre. Nur in den Fällen kann die China nützlich sein, wo diese Krämpfe von den Abdominalganglien ausgehen, was denn auch ihren guten Erfolg bei jener, von Richter: Abdominalepilepsie genannten Krankheit erklärt.

„Meine Betrachtungen über das Wechselfieber in einen Ueberblick zusammenfassend, sage ich: 1) dass diese Krankheit in den Nervengeflechten der Milz und Leber ihre Wurzeln hat; 2) dass sie ursprünglich eine Neurose ist; 3) dass diese Neurose die Ganglien des grossen sympathischen Nerven befällt; 4) dass mittelst dieser Ganglien sie in's Bereich des Cerebral- und Spinalnervensystems eingeht; 5) dass ihre Gegenwart in diesem System, welche durch eine mehr oder minder intensive Kälte angekündigt wird, jene allgemeine Reaktion, Fieber genannt, hervorruft; 6) dass ihr periodischer Durchgang durch die Ganglien die regelmässige Wiederkehr der Krankheitsanfälle erklärt; 7) dass endlich das intermittirende Fieber mit dem Ausdrucke: periodische Ganglienangiose bezeichnet werden kann.'

XI.

Aus Lobstein's Klinik.

Die Schilderung von Lobstein's Thätigkeit und wissenschaftlichem Wirken würde lückenhaft sein, wollten wir unterlassen, ihn schliesslich auch als Kliniker zu betrachten.

Wir lassen desshalb den, in seiner Biographie gemachten, kurzen Angaben hier einige ausführlichere Notizen für den Fachmann folgen, und bemerken, dass wir dieselben theils officiellen klinischen Berichten und Journalen von Assistenten, theils Krankengeschichten von Praktikanten und mündlichen Ueberlieferungen verdanken, theils endlich Lobstein's eigenen Aufzeichnungen entnommen haben.

Um eine Uebersicht von der Geschichte der Klinik vorauszuschicken, so besass — nach Lobstein — die alte medizinische Facultät von Strassburg überhaupt noch keine solche Anstalt, und beschränkte sich der ganze klinische Unterricht auf den guten Willen und die Befugniss eines Professors, in die Privatwohnungen der Armen Studirende mitzunehmen. Das Bürgerhospital war zu jener Zeit der Facultät noch verschlossen. Erst gegen Ende vorigen Jahrhunderts erhielt ein hervorragender Arzt daselbst — Lobstein nennt ihn nicht — von der städtischen Verwaltung die Erlaubniss, sich bei seiner Kranken-Visite von jungen Medizinern begleiten zu lassen; aber, da derselbe nicht Facultäts-Mitglied war, so hatte sein Unterricht weder einen obligaten Charakter, noch officielle Geltung, und konnte daher von einer eigentlichen ‚medizinischen Klinik' noch nicht die Rede sein. Ihre Entstehung verdankt diese vielmehr erst der Reorganisation der medizinischen Schulen in Frankreich überhaupt, wodurch auch im Bürgerhospitale zu Strassburg für Facultätszwecke im Ganzen 80 Betten decretirt und davon 25 der internen Medizin zugewiesen wurden.

Von der Eintheilung dieser, bis 1821 von Professor Coze geleiteten, jungen Klinik haben wir bereits gesprochen, und fügen hier nur noch hinzu, dass von diesen 25 Betten einige in einem kleineren Saale für besondere Fälle, wie contagiöse Krankheiten, reservirt waren, und dem Direktor schon damals das Recht der Auswahl unter allen internen Kranken der Anstalt sowie der beliebigen Evacuirung, in unbeschränktem Masse zustand. Wärterdienste und Krankenpflege versahen in beiden Abtheilungen barmherzige Schwestern.

Zur klinischen Methode — ob von Coze überkommen, oder erst von seinem Nachfolger, Lobstein, eingeführt, wissen wir nicht — diene folgender Nachtrag.

Die Besucher der Klinik waren in der Regel Mediziner aus dem dritten und vierten praktischen Lehrjahre : Erstere bloss Zuhörer, Letztere Praktikanten, die zu je zweien Einem Krankenbette zugetheilt wurden. Ihnen dictirte bei der täglichen Visite, nach geschehener Anamnese, der Professor, wie gesagt, in lateinischer Sprache die Krankheits-Erscheinungen auf einen sogenannten Observations-Bogen, der gewöhnlich zu Kopf des Krankenbettes hing. Auf die Art der Anamnese und die gründliche Feststellung des Status præsens, der Diagnose und Prognose legte Lobstein ein grosses Gewicht. ‚Die Kenntniss von den Antecedentien einer Krankheit, sagte er, sowie von ihrem gegenwärtigen Zustande lässt allein uns ihren Verlauf bestimmen und den Ausgang vorher sagen. Sie kann darum nicht tief und vielseitig genug sein, denn das Divinations-Vermögen ist es hauptsächlich, was dem Arzte beim Publikume Hochachtung und unbegrenztes Vertrauen sichert.' Auch hielt er auf genaue Führung der fraglichen Bogen, indem man durch solche tägliche Aufzeichnung bisweilen an Umstände erinnert werde, die, wenn gleich flüchtiger Natur, doch bei Betrachtung des Totalbildes einer Krankheit später berücksichtigt werden müssten.

Nach beendigter Kranken-Visite fand im Conferenz-Zimmer eine ausführliche Besprechung der, eben beobachteten, Krankheitsfälle, ihres Verlaufs, ihrer möglichen Complicationen u. s. f. statt, wobei den Praktikanten reichlich Gelegenheit geboten war, ihre individuelle Anschauungsweise darzulegen, zu begründen oder in Zweifeln und schwierigen Fällen sich berathen zu lassen. Dann wurden die Diagnose, Prognose und therapeutischen Indicationen festgestellt, und die Ordinationen durch die Praktikanten vorgeschlagen, formulirt und sofort in's Apotheken-Buch niedergeschrieben (Receptirkunst). Ferner mussten sämmtliche Krankengeschichten auf das Sorgfältigste geführt, später ausgearbeitet und abermals in öffentlicher Conferenz vorgetragen werden, was hin und wieder neuen Stoff zu lehrreichen Erörterungen bot. Schliesslich kamen sie zum Archiv der Klinik, aus welchem Einer der Praktikanten allmonatlich ein Résumé über die behandelten Krankheitsfälle und event. Sectionen zu verfassen, und in einer ausserordentlichen, gewöhnlich Abends stattfindenden, Sitzung, der auch andere Professoren beizuwohnen pflegten, vorzulesen hatte.

Dass diese Methode, wie unser Gewährsmann behauptet, in hohem Grade instructiv gewesen sei, steht wohl ausser Zweifel. Ausserdem gewährten aber namentlich diese Conferenzen noch zwei, in unseren Augen nicht zu unterschätzende, Vortheile. Sie schufen erstlich zwischen Schülern und Meister ein mehr freundschaftliches, gleichsam collegiales, Verhältniss und gaben Letzterem einen täglichen Einblick in die Fähigkeiten und Fortschritte der Ersteren; und boten zweitens die beste Gelegenheit, angehende Aerzte frühzeitig schrift- und besonders redegewandt zu machen, ein Vorzug, dem leider nicht allerwärts gebührende

Rechnung getragen wird. Noch eines dritten, allerdings nicht wissenschaftlichen, Vortheils liesse sich gedenken, welcher darin bestand, dass durch den Privatcharakter dieser Verhandlungen gegenüber den leidenden Objecten zugleich eine Rücksicht der Humanität geübt ward.

War es doch gerade sie, die der Kliniker, ausser seiner Mission als Lehrer, in den Herzen seiner Zöglinge schon frühzeitig zu wecken und zu pflegen, für die heiligste seiner Pflichten hielt; war es ja doch die moralische Seite des klinischen Unterrichts, die, nach seiner Ueberzeugung, mit dem Arzte zugleich den Menschen bilde, deren heilbringende Früchte er in jener Festrede vom 17. Dezember 1829[85] mit ebenso schönen, als tief empfundenen Worten geschildert hat; und ist endlich diese Schilderung doch für uns von um so grösserem Werthe, als Redner, erfüllt von dem Ernste des Augenblicks wie von der Würde des Gegenstandes, den objectiven Ton verläugnend ganz aus sich heraustritt, und unbewusst sein eigen ‚Bild am Krankenbette‘ malt.

‚Hier, in der Klinik‘, — sagt er, — ‚wird dem künftigen Arzte die erste Gelegenheit, auch jene Seelen-Therapie (cette médecine du cœur) zu üben, die zur Linderung physischer Leiden oft so erstaunlich Viel beiträgt. Hier lernt er frühzeitig Theilnahme hegen für die, seiner besonderen Obhut und Beobachtung an-

[85] Discours sur ‚*les Avantages des Etablissemens cliniques*‘, prononcé à la séance publ. de la Faculté de médecine pour la distribution des prix. Strasbourg, Levrault. 1830. p. 4. 18 ff.

vertrauten, Kranken; er sieht ihre Leiden und fühlt sie mit; er tröstet mit sanftem Zuspruche und seine prophetischen Worte zaubern der Hoffnung Morgenröthe, die eben ersterben wollte, auf todtbleiche Wangen zurück. So knüpft sich bald ein Band gegenseitigen Vertrauens und einer Anhänglichkeit, von der er im späteren Leben in Ausübung seiner Kunst die zahlreichsten Beweise sehen wird. Denn Bande von dieser Art überleben bekanntlich die Krankheit, ja! sie werden täglich fester, und bei Schlägen des Schicksals sogar noch enger. Fragen wir doch die Erfahrung aller Zeiten, ob sie Beispiele von einer Hingebung und Anhänglichkeit kenne, die reiner, uneigennütziger und dauerhafter wären, als jene, deren Wiege das Schmerzenslager sei? ob der Kranke in dem zufälligen Arzte nicht zugleich einen Freund für's ganze Leben fand? ob dieser etwa nicht wie ein Glied seiner Familie, sein Vertrauter, sein Rathgeber, und, im Missgeschicke, auch sein Tröster und Helfer werde?'

,Allerdings mag dem Arzte, der seines Nebenmenschen Jammer nicht kalt und theilnahmlos anzuschauen vermag, die Quelle seines Mitleids dann um so reichlicher fliessen; freilich werden Qualen, wie sie andere Sterbliche nur selten erfahren, bei ihm sich um so öfter wiederholen und tiefen Seelenschmerz ihm bereiten... und doch!... wie erhebend ist wieder das Bewusstsein, einem leidenden Menschen sich mit der Zuversicht nähern zu können, dass unsere Gegenwart seine Schmerzen lindern werde! wie süss das Gefühl, ihm, ausser den Hülfsmitteln der Kunst, auch die Hand der Freundschaft reichen zu können! wie befriedigend endlich und wie stolz die Wahrnehmung, dass solcher Dienst dankbar empfunden, und unsere Kunst auch da noch geehrt werde, wo sie leider nichts vermag!...'

,Auch den Armen sich widmen und liebevoll begegnen, lernen junge Mediziner zuerst in der Klinik und werden ihnen ohne Zweifel sehr bald sogar eine Aufmerksamkeit und Sorgfalt schenken, die jene kaum zu beanspruchen wagen: denn Unglück macht bekanntlich schüchtern, und der Arme hat, bevor er Hülfe suchend kam, gewiss schon Viel gelitten! Mögen sich unsere Jünger dies allezeit vor Augen halten, und dabei bedenken, dass selbst Dürftigkeit Scham und vielleicht sogar ihren Stolz besitze, die man, weit entfernt sie zu verletzen, vielmehr schonen, ja hochachten müsse.' —

Ueber die Krankheits-Zahl und Formen auf Lobstein's Klinik, welche durchschnittlich von 18-30 Studirenden frequentirt war, wollen wir gleichfalls einige nähere Mittheilungen machen, die, wie beschränkt sie immer sein mögen, doch vielleicht von einigem historischen und statistischen Interesse sein dürften. Wir entnehmen dieselben einem, vom Assistenten, S. G. Lüroth, aus genanntem Archiv zusammen gestellten, ,*Tableau général des maladies observées et traitées pendant les années* 1821-1825.'

Während dieser ersten 4 Jahre von Lobstein's klinischer Oberleitung waren 692 Kranke, wovon fast die gleiche Anzahl Männer und Weiber, die Meisten im

Alter zwischen 18 und 40 Jahren, Keiner unter 10 und über 80, zur Behandlung gekommen. Nach Berufsklassen geordnet, hatten das Hauptcontingent bei Männern : Schneider, Schuster, Ackerer, Seiler, Dienstboten; bei Weibern : Näherinen, Büglerinen, Mägde und Dirnen, gestellt.

Unter dieser Gesammtzahl von 692 befanden sich — wir führen nur die wichtigeren Krankheitsformen auf — :

I. Fieberhafte Krankheiten : 220, darunter Intermittens allein 170; gastrische, und ataxische wie adynamische je 21.

II. Exantheme : 21, darunter Scarlatina, Miliaria und Variola je 5.

III. Gehirn-Affectionen : 11, unter ihnen 3 Fälle von Cephalalgia idiopath. und 2 von Epilepsie.

IV. Krankheiten der Respirations-Organe: 182, und zwar acuter Lungen-Katarrh : 35; chronischer: 28; Pleuritis, Pneumonie und Pleuropneumonie : 61; Phthisis pulmon. : 32; Hæmoptysis : 7; Asthma : 12.

V. Krankheiten der Circulations-Organe: 13, worunter 11 Aneurysmen theils des Herzens, theils der Aorta.

VI. Krankheiten der Verdauungs-Organe : 50, wobei Gastricismen : 23; Diarrhöe : 6; Dysenterie : 2; Enteritis chron. : 3; Peritonitis : 2; Tænia Solium : 3.

VII. Abdominal-Neurosen: 17, worunter 11 Cardialgien; Hypochondrie, Dyspepsie, Boulimie, Colica saturn., je 1 Fall.

VIII. Icterus: 10: Hepatitis: 7; Lienitis: 2; Diabetes, Spasm. vesic. urin. und ditto Paralysis je 1.

IX. Krankheiten des Weiblichen Geschlechts: 46, worunter Amenorrhöe: 4; Menorrhagie: 3; Metritis: 7; Leucorrhöe: 6; Hysterie: 11.

X. Rheumatismus: 47; Hydropsie: 16; Paralyse: 6; Syphilis: 9; Herpes: 3; Scorbut: 2.

Es würde uns nun zu weit führen, und den Rahmen dieser Beilage bedeutend überschreiten, wollten wir in Betreff der Therapie bei jeder einzelnen dieser Krankheitsformen verweilen, die angewandten Heilmittel, deren Dosen u. s. w. angeben. Wir beschränken uns daher auf die Anführung derjenigen Formen, die, sei es durch ihre Frequenz, oder ihre Complicationen, oder die Art der Heilmethode wissenschaftliches Interesse bieten. Dabei verfahren wir nach der Ordnung vorstehender Uebersicht.

Ad I. Die 170 Fälle von Intermittens gehören zum grössten Theile in die Jahre 1823 und 1825, in denen ausgedehnte Ueberschwemmungen durch den Rhein stattgefunden hatten. Ihre überwiegende Mehrzahl war gutartig, nnd verlief, einige Complicationen mit gastrischen Zuständen, Lungenkatarrh, chronischer Milz-Anschwellung und Hydrops abgerechnet, im Allgemeinen günstig. Behandlung: Chinin, meistens in Pulverform, als Chin. sulphur., sehr oft auch in einem Electuarium mit Magnes. carbon. und Syrup. commun., namentlich in Fällen inveterirter Intermittens, oder bei gastrischen Zuständen und Störungen der Verdauung, obwohl dies Electuarium im Allgemeinen minder gut vertragen ward, und auch nicht so rasch zu wirken pflegte. Bei Milz-Anschwellung wurde Chinin in Verbindung mit Sal. ammon. depur. und Extract. Taraxac. gereicht, und als Ersatzmittel für dasselbe bisweilen Weiden- und Kastanienrinde, gebrannter Kaffe und Peysson's Potio stibio-opiata in Gebrauch gezogen.

Bei adynamischen und ataxischen Fiebern, wie sie in den Jahren 1821, 1822 und 1823 vorherrschten, und bei denen von 21 nach längerer oder kürzerer Dauer 11 tödtlich verliefen — ihre Section zeigte bald leichte Phlogose auf der Arachnoidea, bald geringe Injection der Dura mater, meistens aber rothe Plâques auf der Mucosa des Darmtractus —, wurden im Beginne, bei vorherrschend entzündlichen Erscheinungen, allgemeine und örtliche Blutentziehungen, kühlende und erweichende Mittel angewandt; später, bei mehr nervösen Symptomen, namentlich Delirien, innerlich: Campher in Solut. gummos.; dagegen bei adynamischem Charakter: tonische und excitirende Mittel, wie China, Serpentaria, Valeriana, Rothwein und Moschus mit gleichzeitiger Application von Sinapismen und Vesicantien. In einem einzigen Falle hat die antiphlogistische Methode, direct wie indirect angewandt und mit Energie fortgesetzt, im ganzen Verlaufe eines ataxischen Fiebers wahrhaft Wunder gewirkt. In einem anderen ward ein adynamisches Fieber in seinem Beginne durch ein Emeticum coupirt. Bei Complicationen solcher Fieber mit anderen Affectionen, wie Katarrhen der Athmungswerkzeuge oder Diarrhöen, wurde deren Behandlung derjenigen der Hauptkrankheit angepasst.

Ad II. Von den aufgeführten 8 Exanthem-Formen betrachten wir bloss Scarlatina und Variola. Letztere, am 7. Juli 1825 von Metz durch das Kind eines vagirenden Waffelbäckers eingeschleppt, hatte sich erst im Ober-Elsasse, später auch im ganzen Niederrheinischen Departemente bis zur Landesgrenze verbreitet, und in einigen Gemeinden bedeutende Verheerungen angerichtet. In seinem officiellen Berichte[86] an den Oberpräfecten gibt Lobstein die Zahl der amtlich constatirten Fälle auf 2461 an, davon in Strassburg 71, und zwar 34 im Bürgerhospitale und in der Klinik, die übrigen in der Stadt, wobei wir bemerken, dass auch 8 junge Mediciner von dieser Epidemie ergriffen wurden. Ihre meisten Opfer fand sie vorzugsweise unter Nicht-Geimpften, von denen durchschnittlich ein Drittel erlag, woraus Berichterstatter Veranlassung nimmt, der Oberbehörde eine consequentere Durchführung der Vaccination, bezw. Revaccination zu empfehlen.

[86] ‚*Histoire de l'Epidémie varioleuse, qui à régné dans les années* 1825 *et* 1826.' Rapport fait par le Jury médical. Abgedr. in ‚Mémoires de med. pratique' par J. Fr. Lobstein. Strasbourg, Levrault. 1832. 8. p. 61.

Von den 5 Scarlatinis endeten 3 tödtlich, und zwar, wie der Bericht zugibt, wahrscheinlich in Folge von Blutentziehungen auf der Höhe der Krankheit. Das Exanthem verschwand nämlich daraufhin augenblicklich; es traten Gehirnerscheinungen und Ataxie ein, und bei der Section zeigten sich Spuren von Phlogose auf der Mucosa des Tractus intestin. sowie bedeutende Mengen Serums in den Gehirn-Ventrikeln und im Herzbeutel. Die gelinde verlaufenden Fälle wurden diätetisch, im Stadiume der Reconvalescenz höchstens diaphoretisch oder laxativ behandelt. Heute zu Tage ist die Behandlung dieser heimtückischesten aller Hautkrankheiten freilich eine ganz andere geworden. Welcher Arzt hätte 1824 eiskalte Begiessungen gewagt?

Ad IV. Die Mehrzahl acuter, fast immer mit gastrischen Zuständen, bisweilen auch mit Intermittens und Rheuma complicirter, Lungenkatarrhe nahm unter Anwendung theils von allgemeinen und örtlichen Blutentziehungen (bei starkem Fieber und Brustschmerz) oder von Hautreizen, theils von Expectorantien (Kermes miner., Sulph. Aurat. Antim., Sal. Ammon. depur., Liqu. Ammon. anis.) einen günstigen Verlauf. Gegen chronische Form wurden mild auflösende, expectorirende Mittel und Lichen island.; äusserlich, ableitende angewandt.

Von den aufgeführten Pleuritiden und Pneumonien waren 7 letal, worunter 1 durch Gangrän. Die Therapie bestand im Beginne in allgemeinen, nöthigenfalls wiederholten, Blutentziehungen; bei Schmerz und starker Oppression ausserdem in Blutegeln, blutigen Schröpfköpfen und erweichenden Cataplasmen oder Vesicantien; Innerlich: bald in auflösenden, lauwarmen, bald in Reiz mildernden oder diaphoretischen, bald in kühlenden Getränken; dabei, gegen trockenen Husten und stockenden Auswurf: in Expectorantien (Kermes, Sulph. Aurat., Senega, Oxymel scillit.).

In einem Falle von wenig intensiver Pneumonie wurde die, von Peschier (Biblioth. univers. Octob. 1821) empfohlene, italienische Methode, d. i. Tartar. stibiat. in grossen Dosen (bis zu 18 Gran) während 5 Tagen, jedoch ohne den geringsten Erfolg — es waren weder Nausea, noch Erbrechen eingetreten — versucht, daraufhin zur bisherigen Behandlungsweise zurückgekehrt.

Unter den 32 Lungen-Phthisen befanden sich 20 mit tödtlichem Ausgange, die übrigen wurden mehr oder weniger erleichtert entlassen. Die Autopsie zeigte meistens bald harte, bald erweichte Tuberkeln hauptsächlich an den Lungenspitzen, Hepatisation der unteren Lappen, Miliartuberkeln auch in der Pleura. In Einem Falle war der linke untere Lappen vollständig in eine Steinmasse verwandelt; in einem Anderen Complication mit Skirrhus vorhanden.

Als erfolgreichste Behandlung bezeichnet der Bericht: Venæsectionen und Blutegel — (1825!) —, ferner: Ableitungen durch Hautreize, und Innerlich: Lichen island., Opiate, Digitalis, Plumb. acet.; gegen colliquative Diarrhöen: Opium mit Kal.carbon., Mixtur gummos., Diascordium (eine Latwerge aus Herb. und Summitat. Polii montani oder Scordii), Phellandr. aquat., und Versuche mit Acid. hydro-cyanic.

Gegen Hæmoptysis, wovon 2 traumaticæ, gleichfalls Blutentziehungen, Ableitungen; Opium, Digitalis oder Adstringentia (Plumb. acet., Extr. Ratanh., Elixir. acid. Halleri).

Ad V. Die 13 Fälle von Krankheiten der Circulationsorgane begreifen 8 von Aneurysma Cordis (6 active, 2 passive), wovon 3 letal endigten, 5 die Klinik nur gebessert verliessen; ferner 2 Hypertrophien des linken Ventrikels, der eine mit gleichzeitigem passivem Aneurysma der rechten Herzhälfte, der andere mit Ossificirung der Valvul. sigmoid. Aortæ und allgemeinem Hydrops; endlich 1 Aneurysma der Aorta abdominalis.

Behandlung: beruhigende und kühlende Mittel, Aqua laurocerasi; Aeusserlich: Schmukert'sche kalte Fomentationen und Ableitungen.

Ad VI. Tænia Solium wurde mit Essent. Terebinth., Aeth. sulphur., Filix mas und Cortex rad. Granat. behandelt. Eine vollständige Abtreibung ward nicht beobachtet.

Ad VIII. Gegen Icterus: leichte, salinische Purgantien, Tinct. Rhei aquos., bittere und resolvirende Extracte und ditto Getränke (Rad. graminis, Leont. taraxac., Herb. Chærophyl.).

Bei Hepatitis acuta: Antiphlogistisches Heilverfahren mit leichten Purgantien. Von 5 Fällen chronischer Form genas Einer. Die Section wies in allen vieren starke Hypertrophie nach. Ausserdem in dem Einen: ein actives Aneurysma des rechten Herz-Ventrikels; im Anderen: theilweise Hepatisation der Lunge; im Dritten: eine grosse Caverne im linken Leberlappen, in der sich eine gelatinöse, mit Hydatiden (Acephalocysten) untermengte, Flüssigkeit befand; im Vierten: in der Leber zahlreiche Ablagerung von Tuberkeln[87].

Der Diabetes mellitus betraf einen Mann von 40 Jahren, der, früher Soldat, in einem bereits sehr marastischen Zustande zur Klinik kam und nach 72 Tagen starb. Seine Krankheit hatte schon 3 Jahre gedauert.

Die Behandlung hatte in Dampfbädern, Hautreizen, Vesicantien; innerlich in Campher, Ammon. sulphurat. u. A. bestanden. Der Kranke hatte täglich circa 16 Liter Urin gelassen, und aus allen übrigen Erscheinungen war man berechtigt, auf bedeutende Nieren-Degeneration zu schliessen; allein bei seiner Obduction fanden sich diese Organe, leichte Turgescenz abgerechnet, vollkommen normal, und auf der Gastro-intestinal-Schleimhaut nur vereinzelte Spuren von Phlogose. Um so überraschendere Veränderungen boten jedoch die Organe der Brusthöhle, nämlich Hepatisation und tuberculöse Degeneration der ganzen

[87] Die genauere Beschreibung dieses Falles findet sich in den Nouv. Mémoires de la Soc. libre des Sciences agric. u. abgedr. als ‚Observations recueillies à la Clinique interne' sous la direction de M. Lobstein, par S. G. Lüroth. 4.

linken Lunge nebst entsprechendem Hydrothorax; rechterseits in grosser Ausdehnung starke Verwachsungen mit der Pleura; und ausserdem Hydrops pericardii und ein Aneurysma verum des Stammes der Aorta pulmonalis: ein Resultat, wie man es nach den Erscheinungen im Leben nicht erwartet hatte[88].

Ad IX. Von 11 Hysterischen wurden nur 2 geheilt entlassen. Die Behandlung bestand, bei Plethora und Oppression der Lunge, äusserlich in Aderlässen, in Blutegeln an die Geschlechtstheile, in reizenden Fuss- Voll- und Dampfbädern; innerlich im Gebrauche von Asa fœtida, Castoreum, Valeriana, von Antispasmodicis und Emmenagogis (Tinctur. antihyster. v. Durietz, Ammon. succinat., Kali boracic.).

Ad X. Aus dieser letzten Gruppe betrachten wir noch den Rheumatismus, von dessen 47 Fällen über die Hälfte acut oder subacut waren und vorzugsweise die grösseren Gelenke ergriffen hatten. Bei 2 Individuen von lymphatischer und scrophulöser Constitution hatte der Rheumatismus acutus einen Tumor albus hinterlassen; 10 wurden unvollkommen geheilt, die übrigen 35 gesund, entlassen.

In der Behandlung der acuten, von Fieber begleiteten, Form folgten der Venæsection in der Regel Blutegel oder blutige Schröpfköpfe, namentlich letztere; innerlich wurden diaphoretische Aufgüsse gereicht; bei der chronischen beschränkte man sich inner-

88 Auch diese Krankengeschichte wurde zugleich mit der vorgenannten veröffentlicht. (Siehe Anmerk. 87.)

lich auf Sudorifica (Pulv. Doveri); äusserlich auf Rubefacientia und Vesicantia. Einmal wurden bei Rh. acut. articulat. humero-cubital. die Acupunctur mit glänzendem Erfolge angewandt, während sie in anderen Fällen sich als ganz unwirksam erwies. —

Diese Angaben werden für den Einblick in Lobstein's Klinik, in ihre Geschichte und Methode, und in den Geist ihrer Leitung genügen. Fragen wir aber noch, welchem von den Heilsystemen jener Zeit ihr Vorstand eigentlich speciell gehuldigt habe, so entnehmen wir den Bescheid seinen eigenen Worten: ‚Keinem'.

‚Denn jede exclusive Doctrin' — fährt er fort — ‚scheint mir ein Unding — namentlich in der Medizin. Keine andere Wissenschaft hat, wie sie, so sehr das Bedürfniss geistiger Selbständigkeit. Zwar soll der Praktiker die Methoden und Systeme aller Schulen kennen, weil der Gegenstand seines Studiums oft so complicirt und dunkel ist, dass er von allen möglichen Gesichtspunkten nicht genug betrachtet und beleuchtet werden kann; aber der Kliniker darf sich von dem Reize der Neuheit nicht blenden lassen, er darf nicht einseitig urtheilen, nicht einem speciellen Banner, und wäre es noch so ruhmreich, ausschliesslich folgen, nicht auf einen einzigen Namen allein schwören, sondern er soll was Reell ist, und auf reeller Beobachtung beruht, verwerthen, dagegen von allem Unsicheren und Schwindelhaften sich fern halten; kurz! er soll aller Systeme Meister, aber keinem Nachbeter sein.' —

Wir dürfen Allen, die sich für Lobstein's Wirken interessiren, seien es Meister, Jünger oder Laien, eine Durchsicht der genannten Festrede empfehlen. In ihr lernen sie, wie sonst nirgends, ihn durch wenige Blätter ganz begreifen. Denn hier tritt uns der ebenso tiefe, als vielseitige Gelehrte; hier der philosophische Physiologe und begeisterte pathologische Anatom; hier der freidenkende Kliniker und erfahrene Arzt; hier der gewissenhafte Lehrer und hingebende Leiter strebsamer Jugend; hier der treue, pietätvolle Freund wie freudige Herold wahren Verdienstes; hier endlich das Bild edelster Humanität entgegen.

Darum schliessen wir unseren Bericht ‚aus Lobstein's Klinik' wohl am Treffendsten mit seinem Ausspruche :

‚Unter allen Wissenschaften, denen der menschliche Geist sich widmet, gibt's keine, die ein dauernderes Studium, mühevollere Arbeit und grössere Selbstverläugnung erheischt, als die Medicin,..... aber auch keine, die lohnender wäre, wie sie; denn ‚allgemeine Achtung und Dankbarkeit' sind der stolzeste Lohn, den ich kenne.'

XII.

Zur Geschichte des Museums.

Unsere letzte, wissenschaftliche, Beilage widmen wir einer kurzen Geschichte des Museum's der pathologischen Anatomie, in so weit wir sie aus den, uns zugänglichen, Schriften seines Gründers bis zu dessen Hingang überschauen können.

Ein rein-anatomisches Cabinet, wenn auch von geringem Umfang und Werthe, war längst vor Lobstein's Zeit vorhanden, und dienten dessen Präparate, wie wir wissen, lediglich zu Modellen und Demonstrationen. Bœckler, Eisenmann, Spielmann sen., Lobstein sen., und dessen Schüler und Nachfolger, Thom. Lauth, sind die Gelehrten Alt-Strassburgs, die sich um diese Sammlung verdient gemacht haben. Ihren mehr wissenschaftlichen Charakter verdankte sie namentlich den beiden Letzteren.

Lobstein sen. (1736-1784) hatte, als mehrmonatlicher Schüler und Günstling Albin's (1697-1770), dessen Methode aus Leyden heimgebracht und schon 1764 als Prodemonstrator, mehr noch aber seit 1768 als Professor der Anatomie, einzuführen und zu verwerthen gesucht. Lauth, der in diesem Geiste fortfuhr, war namentlich auch von schriftstellerischer Bedeutung und, wie wir sahen, der Lehrer Lobstein's.

Nachdem wir auf diese Weise den Zusammenhang zwischen alter und neuerer Zeit (d. h. 1796) flüchtig betrachtet, erinnern wir uns jetzt der Thätigkeit unseres ‚Prosectors' und ‚Chefs des travaux anatomiques, der in diesen Stellungen seine ‚Rapports' über die Arbeiten im Amphitheater an das Lehrer-Collegium der Medizinischen Schule zu erstatten hatte.

Leider fehlt uns von diesen der Erste, vom I. Semester des Jahres XII (1804). Da jedoch der Zweite, 1805 erschienene[89], das volle Jahr XII begreift (inclus. der Cataloge 89 Quartseiten), so haben wir Anhaltspunkte genug, um uns ein Bild vom damaligen Zustande des ‚Anatomischen Cabinet's', sowie von der Entwicklung des ‚Anatomisch-pathologischen Museums' zu verschaffen. Lobstein selbst geht uns dabei zur Hand.

Schon im letztgenannten Rapport, in dessen Eingang er bereits der grossen Zahl merkwürdiger anatomischer Beobachtungen erwähnt, lässt er eine Scheidung zwischen Präparaten dieser Art und normalen Demonstrations-Objecten eintreten, und bezeichnet Erstere mit ‚Observations anatomiques', die er (nach Knochen, Muskeln, Herz und Gefässen, Nerven, Membranen und Eingeweiden) systematisch ordnet und bespricht; Letztere einfach mit ‚Pièces préparées'.

Solcher ‚Observations anatomiques', die Anfänge des Museums, waren es im Jahre 1804 im Ganzen 46, von denen nur wenige getrocknet, die Mehrzahl in Spiritus aufbewahrt wurden. Der Catalog der ‚Pièces préparées', darunter allerdings auch solche für die ‚Vergleichende Anatomie', beziffert 271. Cadaver wurden im Amphytheater während obigen Zeitraums 294, wobei 30 von Fötus, secirt.

In seinem Schlussworte zu den ‚Observations' des II. Semesters bemerkt Lobstein, dass bei diesen Arbeiten zwar nicht nach streng systematischem Lehrplane,

[89] Strasbourg, bei Levrault, an XIII (1805). 4.

oder in einseitiger Richtung verfahren worden, dass man aber dabei doch ernstlich bemüht gewesen sei, seine Zeit überhaupt gut anzuwenden, und die Menge pathologischer Fälle, die der Zufall entgegengeführt, einem gründlichen Studium zu unterziehen, worin sich die beiden ‚Aides-anatomistes' Brossé und Uebersaal — sie gehören ja wohl auch zur Kindheitsgeschichte des Museums — ausgezeichnet hätten.

Hier, am Ende dieses officiellen Rapports, bedient sich Lobstein, da er von den Fortschritten der Medizin im Allgemeinen spricht, auch zum ersten Male des Ausdrucks: ‚Pathologische Anatomie' als besondere Wissenschaft, während er die vereinigte Sammlung noch ‚Anatomisches Cabinet' nennt.

Von hier ab würde die weitere Geschichte des Museums bis zum Jahre 1820 in Dunkel gehüllt bleiben, hätte nicht Lobstein in seinem, hier erschienenen, ‚Compte rendu sur l'état actuel de son Museum'[90], dem ein vollständiger Catalog beigefügt ist, auch auf seinen Entwicklungsgang einen Rückblick geworfen, um seine Riesenschritte darzulegen.

Hier erkennen wir zunächst bezüglich der Eintheilung einen wesentlichen Fortschritt. Nicht nur dass die Bezeichnungen, ‚Observations anatomiqus' und ‚Pièces préparées' mittlerweile durch die wissenschaftlicheren: ‚Anatomie pathologique' und ‚Anatomie physiologique' ersetzt wurden, sondern es werden dieselben jetzt als Sectionen, und zwar in umgekehrter

90 Strasbourg, bei Levrault. 1820. 8.

Folge, nemlich Letztere voran, aufgeführt, so dass das Cabinet, dem nunmehr ein geräumiger Saal im Akademie-Gebäude überlassen ist, in der I. Section die ‚Physiologische Anatomie', enthaltend die Organe des Menschen und die analogen thierischen nach Systemen und Functionen geordnet und classificirt; in der II. Section die ‚Pathologische Anatomie' enthält, die, gleichfalls nach den allgemeinen Systemen und den Organen, die den Functionen der Nutrition, Relation und Reproduction[91] angehören, geordnet, an Zahl der Präparate der ersten bereits sehr nahe kommt.

‚Vor 1804', resumirt Berichterstatter, ‚gab es deren nur 212. Diese bildeten den Kern des heutigen Cabinets, dessen Nummer sich zusammen auf 3286 beläuft, wovon 1977 der ersten, 1309 der zweiten Section angehören. Von dieser Gesammtzahl der Präparate, sind 831 in Weingeist aufbewahrt; 2455 getrocknet, und 4 in Wachs modellirt: Alle mit Aufschrift und Zahlen versehen, die sich auf den Catalog beziehen. Viele sind ausserdem mit Buchstaben bezeichnet, die auf die betreffenden Krankengeschichten der Bibliothek verweisen, welche auch eine Sammlung von 119 Zeichnungen und farbigen Tafeln enthält.

Betrachten wir speciell die II. Section des Cabinets, so vertheilen sich seine 1309 Objecte auf die verschiedenen Systeme wie folgt: 1) Krankheiten der Knochen 426; 2) der Muskeln, Blut- und Lymphgefässe 36; 3) des Herzens und der grossen Gefässstämme 57; 4) der Pleura,

[91] Wir behalten absichtlich diese Bezeichnungen bei.

Lunge und Thyreoïdea 65; 5) der Verdauungsorgane 167; 6) der Harnwerkzeuge 78; 7) des Nervensystems 87; 8) der männlichen Geschlechtswerkzeuge 25, der weiblichen 106; 9) Monströse Fötus 79; 10) Organische Neubildungen 183.

Zu dieser grossen Bereicherung hatten, ausser den officiellen Mitarbeitern Brossé und Gust. Lauth, die Kliniker und Privatärzte der Stadt und Umgebung, sowie einige talentvolle Studirende wesentlich beigetragen.

Mit vollem Rechte durfte daher Lobstein, damals schon Professor der Pathologischen Anatomie, auf dies Institut hinweisend, in seinem Berichte sagen: ‚Zu hoher Freude, wahrlich! gereicht es mir, ein Gemälde entrollen zu können, dessen Reichthum und Mannigfaltigkeit wir mit gerechtem Stolze als die Früchte unseres Fleisses betrachten. Denn, wenn zur Gründung eines der anerkannt vollkommensten anatomischen Cabinete, jenes von Berlin, Professor Aug. Gottlieb Walter 54 Jahre langer Arbeit bedurfte, während das unsrige in nur 16 Jahren dahin gelangt ist, jenes um 1018 Stück Præparate noch zu überragen, so darf die medicinische Facultät von Strassburg sich doch wohl des Besitzes eines Museums rühmen, das den reichsten Europa's würdig an die Seite gestellt werden kann.'

Nicht minder glorreich für dasselbe lautet Lobstein's zweiter ‚*Compte rendu*'[92] über die Arbeiten aus den Jahren 1821 bis mit 1823, der 1824 im Druck

[92] Strasbourg, bei Levrault. 1824. 8.

erschien, und von einem Nachtrags-Cataloge gefolgt war. Er bekundet für diesen kurzen Zeitraum von 4 Jahren doch wesentliche Fortschritte, wissenschaftliche, wie formelle, zu welchen namentlich die Ausscheidung der Objecte der Vergleichenden Anatomie, und deren Vereinigung als selbständige Section, gehören, so dass das gesammte Anatomische Cabinet nunmehr in deren 3, nemlich der physiologischen, comparativen und pathologischen Anatomie, zerfiel.

Die Sammlungen hatten sich um 449 Objecte vermehrt, wovon 74 auf die physiologische, 64 auf die comparative, 311 auf die anatomisch-pathologische Section kamen, und 192 getrocknet, 222 in Weingeist gesetzt, und 35 modellirt wurden. Unter ihnen befinden sich 60 von Dr. Sultzer gekaufte, und 26 zum Geschenk erhaltene Präparate; alle Uebrigen sind grösstentheils das Werk Dr. C. H. Ehrmann's, damaligen ‚Chefs des travaux anatomiques', dann des Candidaten Alex. Lauth, Dr. Aronssohn's und der Mediziner Voelmy und Eckert.

Ganz besonderes Verdienst aber um die physiologische Section hatte sich unter den Genannten Ehrmann durch seine schönen Lymphgefäss-Injectionen und einen hiezu erfundenen Apparat; ferner durch die feinen Präparationen der Gesichts- und Halsnerven, sowie sämmtlicher Anastomosen des Nerv. facialis mit dem Trigeminus; und durch die nachgewiesenen Beziehungen der Nervenfasern zu den Blutgefässen der Leber, erworben. ,Ces pièces attèstent son Talent pour la Dissection', heisst es im Berichte.

Die Section der patholog. Anatomie, die uns hier zunächst beschäftigt, hatte also in diesen 4 Jahren, wie wir sahen, einen Zuwachs von 311 Nummern erhalten, und bestand sonach Ende 1823 zusammen aus 1620 Präparaten, wozu noch 36 Wachsmodelle, sämmtlich gleichfalls Ehrmann's Arbeit, hinzukamen.

Indess war bei dieser materiellen Zunahme die wissenschaftliche nicht unberücksichtigt geblieben. Seinen ,*Compte rendu*' bereicherte Lobstein dies Mal mit einer Fülle von Beobachtungen, interessanten Krankengeschichten und Reflexionen, die sein späteres System, seine ,Neue Theorie', wie zum Voraus ankündigten.

,Denn je mehr ich in die ,Pathologische Anatomie' mich vertiefe' — sagt er — ,desto klarer wird mir, eine wie gewaltige Stütze sie für das Studium der Physiologie bilde, aber auch von wie hoher Bedeutung die Kenntniss der Beziehungen zwischen organischen Veränderungen und krankhaften Erscheinungen für die Fortschritte der Wissenschaft sei.'

In seinem ,*Tableau général des maladies, observées et traitées à la clinique interne*' aus den Jahren 1821 bis inclus. 1825, auf das er im obigen ,*Compte rendu*' im Voraus hinweist, und das von 1826 datirt, führt er noch einige, auf Präparate der letzten Periode bezügliche, Krankheitsfälle von grosser Seltenheit an.

Die weitere Geschichte seines Museums, das sich unter vielen anderen Gelehrten auch eines Besuchs von Cuvier (vermuthlich 1818) zu erfreuen hatte, ist uns aus Lobstein's Leben bekannt. Seine Selbständigkeit, mit dem Titel ‚*Musée d'Anatomie pathologique*', erhielt es gegen Ende der 1820er Jahre und wurde nach dem Tode seines Gründers durch dessen Nachfolger und Freund, Prof. C. H. Ehrmann, in seinem Geiste fortgeleitet.

Möge es uns darum hier gestattet sein, diesem ehrwürdigen Greise, dessen Wiege zwar noch im vorigen Jahrhunderte gestanden, der aber trotzdem mit ungebrochener Körper- und Geisteskraft erst vor wenigen Wochen in sein 87tes Lebensjahr eingetreten, unseren dankbarsten Gruss in sein stilles Tusculum zu senden!

So Viel in dieser Beilage von der Geschichte des ‚Museums der Pathologischen Anatomie'.

Sein Name hat unsere Schilderung eröffnet, sein Name schliesse sie. Mögen daher, wie ‚Lobstein's Leben und Wirken' von ihm gleichsam umschlossen sind, so auch dessen Geist und Andenken fürder in seinen Hallen fortleben! *

* Diesem Wunsche wird durch die, seit 29. Oktober d. J. erfolgte Aufstellung von Lobstein's Marmorbüste in gewiss ebenso glänzender Weise Vorschub geleistet werden, als durch diesen Akt die Medicinische Fakultät zu Strassburg ihrem hohen Pietäts-Gefühle zugleich ein dauerndes Denkmal gesetzt hat.

XIII.

In dieser letzten Beilage geben wir die Aufzählung der Gelehrten Gesellschaften, deren correspondirendes bezw. Ehrenmitglied Lobstein gewesen, sowie die vollständige Zusammenstellung seiner sämmtlichen Schriften. Beide in chronologischer Folge.

A. Gelehrte Gesellschaften.

1. An VII. (1798.) ‚Société médicale d'émulation' de Strasbourg.
2. An X. (1801.) ‚Société de l'Ecole de Médecine' de Paris.
3. An XI. (1802.) ‚Société galvanique' de Paris.
4. » » ‚Société de Médecine pratique' de Paris.
5. » » ‚Société de Médecine clinique' de Paris.
6. » . » ‚Société libre des Sciences, Agriculture et Arts' de Strasbourg.
7. Im Jahre 1806. ‚Société des Sciences physiques et médicales' de Liège.
8. » » ‚Société de Médecine' de Bruxelles.
9. » 1807. ‚Société médicale d'émulation' de Paris.
10. » 1816. ‚Société des Sciences naturelles' der Wetterau.
11. » 1818. ‚Société académique de Médecine' de Marseilles.
12. » » ‚Société médicale' de New-Orléans.

13. Im Jahre 1819. ‚Société impériale de Médecine‘ de Wilna.

14. » 1821. ‚Société d'Agriculture‘ du Grand-Duché de Bade.

15. » 1824. ‚Académie royale de Médecine‘ de Paris (Membre).

16. » » ‚Gesellschaft der Naturfreunde‘ in Bonn.

17. » 1828. ‚Verein für Naturwissenschaft und Medizin‘ in Heidelberg.

18. » 1829. ‚Société des Sciences naturelles et médicales‘ de Bruxelles.

19. » 1830. ‚Medizinisch - physicalische Gesellschaft‘ in Erlangen.

20. » » ‚Société médicale‘ de Rio-Janeiro.

21. » » ‚Académie impériale‘ de Saint-Pétersbourg.

22. » » ‚Académie impériale‘ de Moscou.

23. » » ‚Société médicale‘ de Montpellier.

24. » 1834. ‚Société des Sciences, Lettres et Arts‘, d'Anvers.

25. » 1835. ‚Société d'Histoire naturelle‘ de Strasbourg.

B. Verzeichniss der Schriften.

1. Im Jahre 1801. Recherches et Observations anatomico-physiologiques sur ‚*la Position des Testicules* dans le bas-ventre du Fœtus et leur *Descente dans le scrotum*‘. (Beilage I.)

Vortrag in der ‚Société libre des Sciences, Agricult.‘ etc., vom 1. Messidor; gedr. b. Eck. Strassburg, an IX (1801). 8.

2. Im Jahre 1802. Essai sur ‚*la Nutrition du Fœtus*‘. Inaugural-Dissertation. Strasbourg, Levrault, an X. (1802.) 4.; übersetzt v. F. T. A. Kestner. Halle. 1804. 8. (Beilage II.)

3. » » Notice sur une ‚*Distribution particulière des vaissaux du cordon ombilical*‘, in ‚Archives des accouchemens‘, de Schweighæuser. T. I, p. 320.

4. » 1803. ‚Nachricht über eine Privat-Entbindungsanstalt‘, in Siebold's ‚Lucina‘. T. I, p. 250.

5. » » Observations anatomico-physiologiques sur ‚*la Circulation du sang dans l'enfant, qui n'a pas respiré*‘. Vortrag in der ‚Soc. libre‘ etc. vom 20. Messidor an XI. Separatabdruck aus : ‚Magasin encyclopédique‘ de la ‚Soc. méd. d'émulation de Paris‘, année IX, T. III, p. 28. Levrault, Schœll et Comp. Paris. 1803. 8. (Beilage III.)

6. » » Fragment d'Anatomie physiologique sur ‚*l'Organisation de la Matrice dans l'éspèce humaine*‘. Vortrag in der ‚Soc. libre‘ etc., vom 11. Ventôse an XI. Separatabdruck aus : ‚Magas. encyclop.‘, année IX, T. I, p. 350. Levrault frères. Paris. 1803. 8. (Beilage IV.)

7. » 1804. Rapport sur ‚*les Travaux éxécutés à l'amphithéatre d'Anatomie* de l'Ecole de Médecine‘ pendant le 1er Semestre de l'an XII, présenté à

l'assemblée des professeurs de cette Ecole, imprimé par ordre de l'Ecole. Strasbourg, an XII (1804). 4.

8. Im Jahre 1805. Rapport sur ‚*les Travaux éxécutés à l'amphithéatre d'Anatomie*' de Strasbourg pendant l'an XII, imprimé par ordre de l'Ecole. Strasbourg. Levrault et Comp., an XIII (1805). 4. (in Beilage XII.)

9. » 1806. Mémoire sur ‚*l'Ossification des artères*'. Vortrag in ‚Soc. libre' etc., vom 8. März 1806; in ‚Mémoires de cette Société', vol. I, p. 339. Strasbourg. 1811.

10. » 1809. Examen et Dissection ‚*du Mandril*' (Simia maimom). Vortrag in ‚Soc. libre' etc.

11. » 1814. Plan raisonné d'un ‚*Cours de Médecine légale*'. Thèse, soutenue à la Faculté de Médecine le 31 Janvier 1814. Strasbourg, Levrault. 1814. 4.

12. » » Mémoire sur la Nature et l'importance de la ‚*Sueur habituelle des pieds*', in ‚Journal de Corvisart'. Paris. T. XXXIV, p. 162. 1815.

13. » 1816. Notice sur une ‚*éspèce particulière d'Hémorrhagie, qui succède quelquefois à l'accouchement*', in Journal de Médecine et de Chirurgie de Leroux. Paris, année 1816. T. XXXV, p. 71.

14. » » Mémoire sur ‚*la première Inspiration de l'enfant nouveau-né*', in Bulletins de la ‚Soc. médic. d'émulation

de Paris ', rédigé par Breschet, in ,Journal de Méd. et de Chirurg. de Leroux ', année 1816, T. XXXV, p. 298. Paris. 1816.

15. Im Jahre 1816. Mémoire sur ,*la Kirronose* ', ou coloration en jaune de la moëlle épinière et des nerfs chez le fœtus.

Vortrag in ,Soc. libre ' etc. Auszug aus deren ,Mémoires ', mit 1 color. Tafel. 4.

16. » » Observation d'Anatomie comparée sur ,*le Phoque à ventre blanc* ' (phoca monachus), in Bulletins de la ,Soc. méd. d'émulation ', Journal de Leroux, année 1817, vol. XXXIX, p. 20.

17. » » ,*Observations d'Accouchemens*, recueillies à la salle des accouchées de l'hôpital civil de Strasbourg ', in Bulletins de la ,Soc. méd. d'émul. ', Journal de Méd. de Leroux, année 1816, T. XXXVI, p. 125 u. 219.

18. » 1817. ,*Annales cliniques d'Accouchemens* ', de maladies de femmes et d'enfans. vid. obiges ,Journal de Leroux ', année 1817. Paris. T. XXXIX, p. 310, u. T. XL, p. 33.

19. » » ,*Remarques de J. Fr. Lobstein* ' sur la Critique de ses Observations d'accouchemens. (Gegen Dr. Duchateau.) Ibid. 1817, vol. XXXVIII, p. 213.

20. » » Observations d'Anatomie comparée sur ,*un jeune Sarigue* ' (Didelphis virginiana), in ,Mémoires de la Soc. méd. d'émul. de Paris ', année 1817, 8me année, 1re partie, p. 64.

27. Im Jahre 1821. ‚*Trisplanchnique*‘, article in Grand Dict. des Sciences méd. T. LVI, p. 9. Paris. 1821. 8. (Beilage VII.)

28. » 1823. ‚*De Nervi Sympathetici humani fabrica, usu et morbis*‘; Commentatio anatomico-physiologico-pathologica, tabulis æneis et lithographicis illustrata. Parisiis et Argentorati. Levrault. 1823. 4. Prof. R. Cailliot und Fr. Dan. Reisseissen gewidmet. (Beilage VIII.)

29. » 1824. *II*^me^ *Compte rendu* à la Faculté de Médecine sur ‚*les travaux anatomiques*‘, éxécutés à l'amphithéatre de cette Faculté pendant les années 1821, 1822, 1823, nebst 1tem Nachtrage zum Cataloge, imprimé par ordre de la Faculté. Strasbourg. Levrault. 1824. (in Beilage XII.)

30. » 1825. ‚*Tableau général des maladies observées et traitées*‘ à la clinique interne de la Faculté de Médecine pendant les années 1821-1825 incl. 8. Aufgestellt von Lobstein, redigirt vom Assist.-Arzte Dr. Lürroth. (in Beilage XI.)

31. » 1827. ‚Handbuch der Hebammenkunst‘, zum Gebrauch bei seinen Vorlesungen. Strassburg, Levrault. 1827. kl. 8.

32. » 1828. Observations sur ‚*les Mélanoses*‘, disseminées en très-grand nombre dans beaucoup de parties du corps, et

37. Im Jahre 1835. Recherches sur quelques ‚*Maladies organiques du Poumon*‘. Vortrag in der Naturforscher-Versammlung zu Stuttgart im September 1834; in ‚Archives médicales de Strasbourg‘. 1er cahier u. 3me cahier, 1835.

38. » » Essai d'une ‚*Nouvelle Théorie des Maladies, fondée sur les Anomalies de l'Innervation*‘. Paris et Strasbourg. Levrault. 1835. 8. In's Deutsche übersetzt: ‚Versuch einer neuen Theorie von Krankheiten‘ etc., von Dr. A. Neurohr. Stuttgart, Brodhag'sche Buchhandl. 1835. 8. (Beilage X.)

Strassburg, Druck von J. H. Ed. Heitz.

Allgemeine Tabelle der krankhaften Nerventhätigkeit

Nerventhätigkeit.			
I. Im Nervensystem : *Nevrosen.*	**Erhöht.**	**Vermindert.**	**Pervers.**
Im Gehirnapparat.	Epilepsie.	Lipothymie; Apoplexie.	Geistes - Krankheiten.
Im Cerebral- und Spinalapparat.	Tetanus; Catalepsie; Extase.	Hemiplegie; Paraplegie; Paralyse.	Veits-Tanz.
In den Sinnesorganen.	Erhöhte Sensibilität; Nevralgien.	Schwäche; Paralyse.	Verkehrte Empfindungen.
Im Nervenapparat der verschiedenen Theile und Regionen.	Nevralgien des Gesichts (Prosopalgie, Tic douloureux), d. Halses, des Arms, der Schenkel (sciatique), etc.	Paralyse des Gesichts, d. Halses, des Arms, des Schenkels, etc.	Verschiedene Empfindungen von Ameisenkriechen, Zucken, Ziehen, Klopfen, Schnürung, Zusammenziehung, Schauer, Hitze, etc.
Im Ganglienapparat oder im Apparat d. grossen sympathischen Nerven.	Nevralgien des Unterleibs.	Syncope abdominalis.	Hypochondrie.
In dem Cerebro-Spinal- und Gangliensystem zugleich.	Sommambulism.; Delirium tremens.	Nostalgie (Heimweh).	Hydrophobie.
Im Herzen.	Cardiospasmus.	Syncope cardiaca (Cardioplegie).	Zittern, unregelmässige Schläge, wellenförmige Palpitationen d. Herzens.
Im Lungenapparat.	Asthma essentiale; Keuchhusten.	Lungenlähmung; Asphyxie.	Alpdrücken; angina pectoris.
Im Verdauungsapparat.	Gastrodynie; Enteralgie; nervöse Koliken.	Schwäche d. Verdauungsfunktionen; Paralyse des Oesophagus, des Magens, der Därme.	Pyrosis (Sodbrennen); Heisshunger; Pica; malacia.
Im Harnapparat.	Nieren - Kolik; Dysurie; Blasenkrampf.	Incontinentia urinae.	Diabetes mellitus.
Im Zeugungsapparat.	Satyriasis; Nymphomanie. Hysterie.	Absolute Impotenz und Unfruchtbarkeit.	Relative Impotenz und Sterilität.
Im Muskelapparat.	Krämpfe.	Idiopathische und symptomatische Prostratio virium muscularium.	Typhus muscularis (beobachtet in Chemnitz 1831).
Im Knochensystem.	Knochenschmerzen.	Tendenz zur Atrophie.	. . . . . .
Im Gelenkapparat.	Idiopathische und sympathische Gelenknevralgien.	Erschlaffung und Atonie der Gelenke.	Flüchtige Schmerzen und quasielektrische Erschütterungen in den Gelenken.
II. Im Blute. *Hämopathien.*	Plethora; Status phlogisticus; erhöhte Phlogose; Tendenz zur Organisation.	Verkümmerung d. Blutes; Anämie; geschwächte Hämatose; Petechien; Ecchymosen; Werlhoffische Blutflecken - Krankheit; Skorbut; aufgelöster Zustand d. Blutes.	Blutentartungen durch perverse Einflüsse; krankhafte Veränderungen durch giftige u. miasmatische Einflüsse.

Nerve	
	Erhöh
III. Im Angio-Cardial - System : *Angiose.* *(Fieber.)*	Einfaches G fieber (fe ephemera plex et pr gata). Gefässfieber phlogistisch Zustand de tes (febris in matoria). Gefässfieber erhöhter Le thätigkeit in trischen Ap (febris gast Gefässfieber Aufregung Leberappar (febris bilio Gefässfieber Aufregung mucösen Ap (febris muc
IV. In den arteriellen Capillar - Gefässen und in den Exhalantibus. *Telangiosen.*	
1. Mit der statischen Form. *Statische Telangiosen.* *(Suppressiones.)*	Aktive Unterd kungen der Thränen, des Speichels des Schleims, der Milch, der Galle (rus), des Harns, des Samens, der monatlic Reinigung, der Hämorr dalflüsse.
2. Mit der säftezuströmenden Form. *Fluxionäre Telangiosen.* *(Profluvien.)*	Active Profluv Luftförmige (Pneumatose seröse (aktive Hydropsien), mucöse (Ble norrhagien), des Blutes (morrhagien), der Milch (lactorrhöe), der Galle (g wöhnl. u. spe dische Chole des Harns (D betes (insipid des Samens (Spermatorrh des Schweiss (Ephidrosen), des Speichels (Ptyalismus).

…n verschiedenen Systemen und organischen Apparaten.

…igkeit.		Nerventhätigkeit.			
…rmindert.	Pervers.		Erhöht.	Vermindert.	Pervers.
…ssfieber mit …hwäche u. aufgelöstem Zu-…ande des Blutes …bris adynami- oder putrida). …eichendes Ge-…ssfieber (febris …ta).	Gefässfieber im Kopfe (febris nervosa acuta, oder atactica, Typhus cerebralis). Gefässfieber mit Abdominalataxie (Typhus abdominalis). Periodisches Gefässfieber im Gangliensystem (febris intermittens). Gefässfieber mit Exanthemen durch giftige und miasmatische Ursachen. Blattern; Rötheln; Scharlach; Friesel.	V. Im Kapillarsystem und im Blute zugleich: *Hämotelangiosen.* *(Entzündungen.)*	Akute Entzündung, betrachtet: im Zellengewebe; im Knochen-System; im Knorpel- und Bändergewebe und im Gelenkapparat; im Muskel-System; im Arterien-System, das Herz mit begriffen; im Venensystem; im lymphatischen System; im Nervensystem; in den serösen Membranen; in den Schleimhäuten; in den fibrösen Häuten; in den Organen insbesondere.	Chronische Entzündung, sowohl primitive als consekutive, der nämlichen Gebilde.	Sämmtliche Entzündungen, welche etwas Unregelmässiges, Speziales oder Virulentes haben, oder welche von miasmatischen Ursachen und Einflüssen abhängen. Karbunkel; pustula maligna. Erysipelatöse, skrophulöse, rheumatische, arthritische, psorische, flechtenartige, syphilitische Entzündung.
		VI. Im absorbirenden System: *Lymphatische Krankheiten.*	Hyperdynamie dieses Systems. Atrophie durch übermässige Absorption. Rhachitis der Erwachsenen.	Adynamie dieses Systems. Passive Hydropsie.	Absorption virulenter und miasmatischer Stoffe.
…ive Unterdrückung der …mlichen Sekretionen und …kretionen.	Augenblickliche, aber oft sich wiederholende Unterbrechung der Sekretionen.				
…nämlichen …ofluvien im …ssiven Zu-…and.	Abnorme, unregelmässige und per errorem loci veranlasste Se- u. Exkretionen.	VII. Im Nutritions-Prozesse aller Theile (plastische Nerventhätigkeit). *Organische Krankheiten.*	Hypertrophie.	Atrophie.	Regelwidriger Nutritionsprozess: 1. Euplastischer: Organische Umbildungen durch accidentelle Entwicklung homöoplastischer Gewebe; neue unorganische, organisirte und belebte Produkte; 2. Kakoplastischer: Organische Entartungen durch accidentelle Entwicklung heteroplastischer Substanzen.
		VIII. In der Constitution im Allgemeinen und im Zustand der festen und flüssigen Theile. *Constitutionnelle Krankheiten.*	Allgemeiner sthenischer Zustand. Essentielles Auszehrungsfieber (Phthisis Mortonii).	Allgemeiner asthenischer Zustand. Marasmus.	Spezielle Affectionen (Cachexien): venerische, skrophulöse, rhachitische, psorische, flechtenartige, arthritische.

MIX
Papier | Fördert gute Waldnutzung
FSC® C083411

Zeitfracht Medien GmbH
Ferdinand-Jühlke-Straße 7
99095 Erfurt, Deutschland
produktsicherheit@kolibri360.de